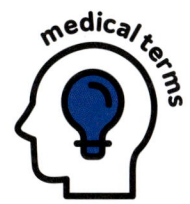

간호사면접
의학용어집

쉽고 재미있게 암기하는
간호사면접 의학용어집

초판 3쇄 발행 2024년 4월 5일
지은이 간호취업연구소
펴낸이 황현식
주간 김선주
기획·편집 김윤성
디자인 김태은
인쇄 새한문화사
펴낸곳 홍지문
주소 서울특별시 강동구 양재대로98길 16
전화 070-7427-6003
팩스 02-6280-8550
이메일 hongjimun.book@gmail.com
등록번호 제2020-000008호(2020.01.17)
ISBN 979-11-6361-140-0(93510)
정가 19,000원

Copyright ⓒ Hongjimun, 2024 Printed in Korea
이 책은 저작권법에 따라 보호받는 저작물이므로 무단 전재 및 복제를 금합니다.
잘못된 책은 구입처에서 교환해 드립니다.

쉽고 재미있게 암기하는

간호사면접 의학용어집

간호취업연구소 지음

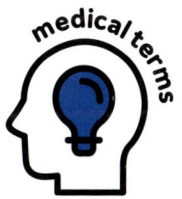

출제되는 핵심 의학용어를 꿰뚫다!!
한 권으로 끝내는 면접 대비 의학용어집

홍지문

이 책의 특징 및 활용법

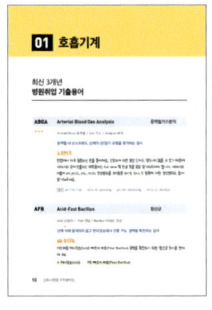

병원 취업 최신 기출/예상용어

- 간호사 면접에서 자주 출제되었던 의학용어만을 엄선해 계통별로 구분해 새롭게 구성했습니다.
- 출제 가능성이 높은 의학용어는 ★★★ 로 따로 표기하여 놓치지 않고 완벽하게 암기할 수 있도록 정리하였습니다.

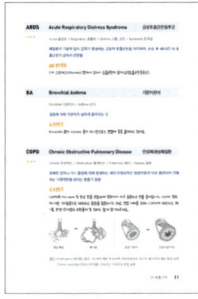

암기꿀팁 & 포인트콕

- 어려운 의학약어 및 용어도 한번에 쉽게 암기할 수 있도록 재밌는 암기꿀팁을 한데 모아 정리하였습니다.
- 면접에서 출제되는 포인트를 콕 집어 암기방법 및 방향을 상세하게 설명하였습니다.

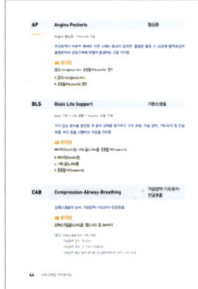

외우기 쉬운 암기법을 도와주는 참고 & 예시

- [참고]를 통해 출제용어와 관련된 의학용어, 사례 등을 들어 의학용어를 좀 더 쉽게 이해하고 암기하도록 구성했습니다.
- [예시]는 의학용어에서 어말/어미+용어처럼 연상작용을 통해 의미를 유추할 수 있는 것을 예로 들어 구성했습니다.

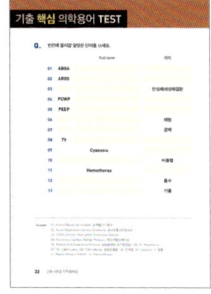

기출 핵심 의학용어 & 기출 예상 의학용어 TEST

- 출제된 최신기출 의학용어와 출제될 의학용어를 공부한 후, 복습할 수 있도록 TEST 부분을 새롭게 수록하였습니다.
- 약어 및 full term, 한글 뜻 부분을 모두 TEST 할 수 있도록 다양한 형식으로 구성하였습니다.

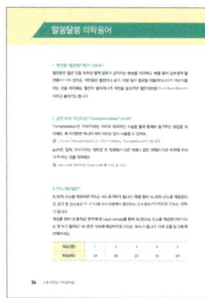

알쏭달쏭 의학용어

- 비슷한 철자나 발음으로 혼동하기 쉽거나 헷갈리기 쉬운 의미를 갖고 있는 의학용어들을 정확하게 이해할 수 있도록 관련 내용을 정리하였습니다.
- 표 및 그림으로 복잡한 내용도 한 번에 이해할 수 있도록 구성하였습니다.

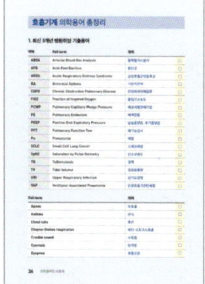

파트별 의학용어 총정리

- 파트별 암기했던 의학용어들을 한번에 정리하고 완벽하게 암기할 수 있도록 앞서 배웠던 용어들을 다시 한번 정리하였습니다.
- 단어별 체크박스를 이용해 부족한 단어를 체크하여 놓치지 않고 암기할 수 있습니다.

목차

이 책의 특징 및 활용법　　4

01　호흡기계

최신 기출용어　　10
기출예상용어　　22
의학용어 TEST　　32
알쏭달쏭 의학용어　　34
의학용어 총정리　　36

02　심혈관계

최신 기출용어　　42
기출예상용어　　56
의학용어 TEST　　66
알쏭달쏭 의학용어　　68
의학용어 총정리　　70

03　소화기계

최신 기출용어　　76
기출예상용어　　88
의학용어 TEST　　98
알쏭달쏭 의학용어　　100
의학용어 총정리　　102

04　신경계

최신 기출용어　　108
기출예상용어　　116
의학용어 TEST　　128
알쏭달쏭 의학용어　　130
의학용어 총정리　　132

05　비뇨기계

최신 기출용어　　138
기출예상용어　　144
의학용어 TEST　　152
알쏭달쏭 의학용어　　154
의학용어 총정리　　156

06　근골격계

최신 기출용어　　162
기출예상용어　　168
의학용어 TEST　　174
알쏭달쏭 의학용어　　176
의학용어 총정리　　178

쉽고 재미있게 암기하는
간호사면접 의학용어집

07 감각계

최신 기출용어	**184**
기출예상용어	**188**
의학용어 TEST	**196**
알쏭달쏭 의학용어	**198**
의학용어 총정리	**200**

08 혈액계·내분비계

최신 기출용어	**206**
기출예상용어	**212**
의학용어 TEST	**220**
알쏭달쏭 의학용어	**222**
의학용어 총정리	**224**

09 기타

최신 기출용어	**230**
의학용어 TEST	**252**
의학용어 총정리	**254**

투약용어		**258**
부록	의학용어 총정리	**260**

쉽고 재미있게 암기하는
간호사면접 의학용어집

01
호흡기계

10	최신 기출용어
22	기출예상용어
32	의학용어 TEST
34	알쏭달쏭 의학용어
36	의학용어 총정리

호흡기계 파트는 주요 파트 중 하나로
면접에서 다양한 용어가 출제되고 있습니다.
다른 파트에 비해 많은 용어가 수록되어 있으며
빈출되는 용어가 많은 파트인 만큼
기출용어와 더불어 예상용어까지
정확하게 암기하도록 합니다.

01 호흡기계

병원 취업
최신 기출용어

ABGA　　Arterial Blood Gas Analysis　　　　　　　동맥혈가스분석
★★★

Arterial Blood 동맥혈 + Gas 가스 + Analysis 분석

동맥혈 내 산소포화도, 신체의 산/염기 균형을 평가하는 검사

👉 **포인트콕**

면접에서 자주 질문하는 빈출 용어예요. 긴장하게 되면 알던 단어도 생각나지 않을 수 있기 때문에 ABGA와 같이 빈출되는 의학용어는 full term 및 한글 뜻을 달달 암기해두어야 합니다. ABGA와 더불어 pH, pCO₂, pO₂, HCO₃ 정상범위를 꼬리질문 하기도 하니, 각 항목에 대한 정상범위도 함께 암기해주세요.

참고　pH 7.35~7.45　　pCO₂ 35~45mmHg　　pO₂ 80~100mmHg　　HCO₃ 22~26mEq/L

AFB　　Acid-Fast Bacillus　　　　　　　　　　　　　항산균

Acid 산성의 + -Fast 견딤 + Bacillus 막대균, 간균

산에 의해 탈색되지 않는 특성을 갖는 균. 결핵을 진단할 때 항산균 검사를 시행함

📙 **암기꿀팁**

FBI처럼 애시당초(Acid) 빠르게 바로(Fast Bacillus) 결핵 확진을 위한 항산균 검사를 했어야 해!

A 애시당초(Acid)　　　FB 빠르게 바로(Fast Bacillus)

ARDS — Acute Respiratory Distress Syndrome — 급성호흡곤란증후군

★★★

Acute 급성의 + Respiratory 호흡의 + Distress 고통, 곤란 + Syndrome 증후군

여러 가지 이유로 폐 기능이 급속히 저하되어 고도의 호흡곤란을 보이는 상태

📂 암기꿀팁
디게 스트레스(Distress) 받아서 갑자기 호흡곤란이 왔어(급성호흡곤란증후군)!

BA — Bronchial Asthma — 기관지천식

Bronchial 기관지의 + Asthma 천식

염증에 의해 기관지가 심하게 좁아지는 것

👆 포인트콕
Bronchial 없이 Asthma 용어 하나만으로도 면접에 종종 출제되고 있어요.

COPD — Chronic Obstructive Pulmonary Disease — 만성폐쇄성폐질환

★★★

Chronic 만성적인 + Obstructive 폐색되는 + Pulmonary 폐의 + Disease 질환

폐의 비정상적인 염증반응과 이와 동반되어 진행되는 기류제한을 보이는 호흡기 질환

👆 포인트콕
COPD의 full term 및 한글 뜻을 포함하여 정의까지 자주 질문하는 빈출 용어입니다. COPD 정의에 대한 꼬리질문으로 해당하는 질환을 질문하기도 해요. 면접 대비를 위해 COPD에 해당하는 폐기종, 만성기관지염의 의학용어 및 의미도 함께 암기해주세요.

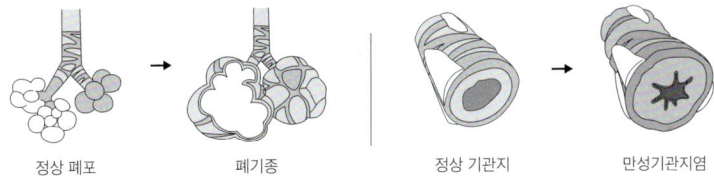

정상 폐포 → 폐기종 | 정상 기관지 → 만성기관지염

참고 Emphysema(폐기종): 말초 기도부위 폐포 벽 손상에 의해 비정상적, 영구적, 불규칙적 폐포 확장 상태
Chronic bronchitis(만성기관지염): 지속적인 기관지의 염증 상태

| FiO₂ | **Fraction of Inspired Oxygen** | 흡입산소농도 |

★★★

Fraction 부분, 일부, 분수 + of ~의 + Inspired 숨을 들이마신 + Oxygen 산소

숨을 들이마실 때 포함된 산소를 백분율로 표시한 것으로 공기 중 산소농도와 산소요법에서 흡입되는 산소농도를 합친 양을 의미

👆 **포인트콕**

대기 중 산소는 약 21% 포함돼 있으나 FiO₂를 계산할 때는 20%로 간주합니다. FiO₂ 의미와 함께 산소를 제공할 때 예상할 수 있는 FiO₂를 질문하기도 하므로 계산법도 알아둡니다.

[예시] 1L/분의 산소를 제공할 때의 FiO₂
대기 중 산소(20%) + 1L/분(4%) = FiO₂ 24%

| PCWP | **Pulmonary Capillary Wedge Pressure** | 폐모세혈관쐐기압 |

Pulmonary 폐의 + Capillary 모세혈관 + Wedge 쐐기 + Pressure 압력

폐 모세혈관의 압력, 좌심장 기능 평가하는 검사로 스완간즈 카테터(Swan-Ganz catheter)를 삽입하여 측정함

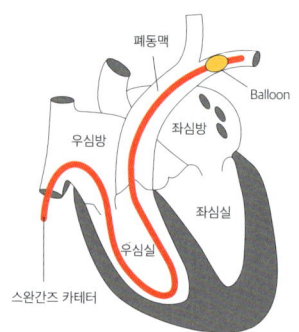

📂 **암기꿀팁**

Wedge란 쐐기를 의미하는 단어예요. W를 뒤집으면 쓰! 쐐기로 외워주세요.

| PE | Pulmonary Embolism | 폐색전증 |

Pulmonary 폐의 + Embolism 색전증

정맥 순환에서 혈전, 색전, 공기, 지방 등이 유입되어 폐혈관을 폐쇄한 상태

참고 Thrombus 혈전
Thrombosis 혈전증

| PEEP | Positive End-Expiratory Pressure | 날숨끝양압
호기말양압 |

Positive 긍정적인, 양성의 + End 끝 + Expiratory 숨을 내쉬는 + Pressure 압력

기계환기 방식 중 하나로 호흡이 끝날 때, 인공호흡기가 폐포가 쉽게 허탈되지 않도록 일정한 압력을 넣는 것을 의미함

📁 **암기꿀팁**

숨을 내쉴 때(날숨끝, 호기말) 압력을 주어(양압) 핍(PEEP)! 불어보세요.

참고 Collapse 허탈

| PFT | Pulmonary Function Test | 폐기능검사 |

Pulmonary 폐의 + Function 기능 + Test 검사

폐에서의 환기, 관류, 확산 기능을 평가하는 검사로, 폐질환 진단, 질병 진행 및 약물 반응 등의 확인이 가능함

👆 **포인트콕**

Fuction Test 앞에 기관의 이름을 넣으면 다양한 기능검사의 명칭이 됩니다. 그렇다면, 간기능검사의 의학용어는 무엇일까요? 간이 Liver이므로 Liver Function Test가 됩니다. Fuction Test만 정확하게 암기해도 다양한 검사명을 유추할 수 있어요.

예시 LFT(Liver Function Test) 간기능검사
TFT(Thyroid Function Test) 갑상샘기능검사

Pn　Pneumonia　　　　　　　　　　　　　　　폐렴

★★★

Pneumo- 폐의 + -ia 질병

폐 실질에서 일어나는 급성 염증 상태를 의미하며, 폐의 염증으로 인해 폐조직 부종과 폐포의 수분이동이 발생함

SCLC　Small Cell Lung Cancer　　　　　　　소세포폐암

Small 작은, 소 + Cell 세포 + Lung 폐 + Cancer 암

원발성 폐암의 종류로 조직검사에서 작은 크기의 세포의 모습을 보이는 암, 소세포폐암은 악성도가 강해 다른 부위로 전이되어 있는 경우가 많음

✋ 포인트콕

면접에서 직접 질문하기보다는 케이스 면접을 진행하는 병원에서 활용되는 용어입니다. 케이스 내 환자의 질환으로 출제되는 경우 어떠한 질환인지 알 수 있도록 full term보다는 SCLC의 한글 뜻과 질환에 대한 중재를 중점적으로 학습합니다.

SpO₂　Saturation of Percutaneous Oxygen　　경피적 산소포화도

Saturation 포화도 + of -의 + Percutaneous 경피적 + Oxygen 산소

맥박산소측정기를 사용하여 피부를 통해 혈관 내 산소포화도를 측정하는 검사. 비침습적으로 측정 가능

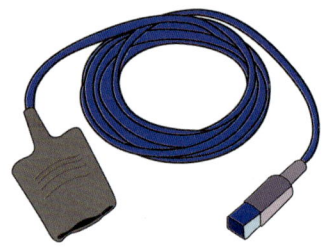

| TB | **TuBerculosis** | 결핵 |

★★★

Tubercle 결절, 결핵결절 + -osis 질병 또는 병적 상태

결핵균(Mycobacterium tuberculosis)에 감염되어 발생하는 질환으로 공기를 통해 전파됨

📒 **암기꿀팁**

티비(TB)에서 결핵 조심하라고 하네! 공기로 전파된다고~

| TV | **Tidal Volume** | 일회호흡량 |

Tidal 조수의, 폐를 드나드는 공기 + Volume 용적

일회호흡 시 폐로 드나드는 공기의 양으로 성인 시 정상수치 500mL

📒 **암기꿀팁**

TV가 너무 티(tidal)끄러우니 볼륨(volume)을 낮춰죠!

TV가 너무
T 티(tidal)끄러우니
V 볼륨(volume)을 낮춰죠!

참고 TV는 PFT(폐기능검사), Ventilator(인공호흡기)에서 확인 할 수 있음

| URI | **Upper Respiratory Infection** | 상기도감염 |

★★★

Upper 윗부분, 상 + Respiratory 호흡기관의 + Infection 감염

코, 부비동, 인두, 후두, 편도염 등 상기도의 감염성 질환

✋ **포인트콕**

단어가 쉽다 보니 놓치기 쉬운 의학용어예요. 임상에서는 중요하게 자주 사용되는 만큼 꼼꼼하게 암기합니다. UTI와 약어가 비슷해 긴장한 나머지 서로 바꿔 답할 수도 있어요. 실수하지 않도록 정확하게 암기해주세요.

참고 UTI(Urinary Tract Infection) 요로감염

VAP Ventilator Associated Pneumonia 인공호흡기관련폐렴

★★★

Ventilator 인공호흡기 + Associated 관련된 + Pneumonia 폐렴

기관 내 삽관 시 없던 폐렴이 인공호흡기 적용 환자에게서 발생되는 병원성 폐렴(인공호흡기 장착 48시간 이상 경과 후 발생된 폐렴)

📒 **암기꿀팁**

바람(V)이 인공적으로 안(A)에 불어서 폐렴(Pneumonia)이 생겼어

V 바람이 인공적으로   A 안에 불어서 (인공호흡기 관련)   P 폐렴이 발생

참고 vent-의 예시
Ventilate(vent- + -ate) 환기시키다
Ventilation(vent- + -ion) 환기, 통풍

Apnea 무호흡

a- 무- + -pnea -호흡

호흡이 일시적으로 정지된 상태

참고 -pnea의 예시
Hyperpnea(hyper + pnea) 과다호흡
Tachypnea(tachy + pnea) 빈호흡

Asthma 천식

★★★

기도의 과민한 반응으로 기도의 내강이 폐쇄되는 질환을 의미하며, 계절 또는 악화요인 등에 따라 다양한 증상이 나타남

✋ **포인트콕**

앞서 배웠던 BA를 기억하시나요? BA(Bronchial Asthma)도 한 번 더 암기해보도록 해요.

Chest tube   가슴관, 흉관

★★★
    Chest 가슴(흉) + tube 관

    흉막강 내 공기 혹은 액체를 제거하기 위해 삽입하는 관으로 폐의 재팽창을 도와줌

Cheyne-Stokes respiration   체인-스톡스호흡

    Cheyne-Stokes 체인-스톡스 + respiration 호흡

    깊고 빠른 호흡과 무호흡이 번갈아 나타남. 임종, 뇌질환, 심부전 시 나타날 수 있음

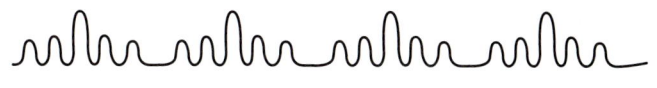

    📁 암기꿀팁

    체스(Cheyne-stokes)에 푹 빠져서 깊고 빠른 호흡과 무호흡을 번갈아 하는구나!

Crackle   수포음

    분비물 축적 시 나는 부글거리거나 버석거리는 소리

    📁 암기꿀팁

    크래커(Crackle) 깨물 때 버석거리는 소리 남

    [참고] 비정상 호흡음의 종류
           Stridor(협착음): 상기도폐색, 흡기 시 주로 발생
           Wheezing(천명음): 좁아진 기도, 높은 음조, 지속, 리듬

Cyanosis 　　　　　　　　　　　　　청색증

★★★　Cyano- 푸른색, 청색 + -sis 질병 또는 병적 상태

피부나 점막이 푸르스름해지는 것으로 저산소혈증 시 관찰됨

👆 **포인트콕**

일반적인 면접 뿐만 아니라 케이스 면접에서도 자주 출제되는 빈출 용어예요. 한글 뜻과 더불어 정의까지 모두 암기해주세요.

Dyspnea　　　　　　　　　　　　호흡곤란

★★★　Dys- 나쁜, 어려운 + -pnea 호흡

호흡 시 경험하는 불편하거나 불쾌한 감각을 의미하며 주관적 경험에 해당함

👆 **포인트콕**

Dyspnea는 용어 자체로도 많이 사용하지만 DOE(Dyspnea On Exertion, 운동 시 발생하는 호흡곤란)와 같이 관련된 용어로도 많이 출제되고 있어요. 케이스 면접에서 환자의 증상을 나타낼 때 제시될 수 있는 의학약어이므로 Dyspnea와 함께 암기해둡니다.

> 참고　Dys-의 예시
> 　　　 Dysfunction(dys- + function) 기능장애
> 　　　 Dysarthria(dys- + articulate) 구음장애

Epistaxis　　　　　　　　　　　　비출혈

Epi- 주변, -위에 + staxis 출혈

코에 출혈이 발생하는 것을 의미함

 암기꿀팁

에(E)! 코에서 피(pi)가 나네! 슥(staxis) 닦아야지!

Hemoptysis   객혈

Hemo- 혈액 + ptysis 뱉다

호흡기 계통에서 출혈이 발생하여 입 또는 코로 나오는 것을 의미함. 선홍색의 거품 나는 혈액이 특징

👆 **포인트콕**

Hematemesis(토혈)와 비슷한 용어라 헷갈리기 쉬우니 정확히 암기합니다. 간혹 면접에서 용어와 의미, 차이점을 물어보기도 합니다. 용어의 한글 뜻뿐만 아니라 어떤 점이 다른지도 확실하게 알고 있어야 해요.

참고 Hemoptysis 기도나 폐와 같이 호흡기 계통에서의 출혈로 발생 / 전구증상(기침) / 선홍색
Hematemesis 식도 위장관과 같이 소화기 계통에서의 출혈로 발생 / 전구증상(오심, 구토) / 적갈색

Hemothorax   혈흉

★★★

Hemo- 혈액 + thorax 흉곽

늑막강 내 혈액이 축적된 상태로 호흡 억제, 호흡음 감소, 저혈압 등의 증상이 나타남

👆 **포인트콕**

Pneumothorax(기흉)와 비슷한 용어로 접두사에 따라 혈흉, 기흉으로 명명하고 있어요. 어려운 용어는 아니지만, 면접 때 긴장하다 보면 실수할 수 있으니 헷갈리지 않도록 주의해주세요.

Hypoxia   저산소증

Hypo- 낮은 + oxygen 산소 + -ia 상태, 장애

혈중 산소농도의 감소로, 조직 속 산소 수치도 정상치 이하로 감소된 상태를 의미함. 저산소증의 징후로는 빠르고 얕은 호흡, 청색증, 빈맥, 혈압 상승 등이 있음

👆 **포인트콕**

앞서 배웠던 Cyanosis(청색증)와 함께 짝꿍이 되어 자주 출제되는 의학용어입니다. Hypoxia(저산소증)가 있다면 Cyanosis가 발생할 수 있겠죠? 두 단어를 연결하여 꼬리질문하는 경우가 있으니 함께 암기해주세요.

참고 Cyanosis 청색증

Inspirometer　　　　　　　　　　　강화폐활량계

Inspiration 흡기 + meter 계량기로 재다

흡기량을 평가하여 심호흡을 격려하는 방법으로 무기폐 예방, 분비물 제거 등에 사용

Pleural effusion　　　　　　　　　흉수

★★★　　Pleural 흉막의 + effusion 삼출, 삼출물

비정상적으로 흉막강 내 체액이 축적되는 것

📒 **암기꿀팁**
푸른(pleural) 나무가 예뻤는데(effusion) 홍수로 잠겼어(흉수)!

Pneumothorax　　　　　　　　　　기흉

★★★　　Pneumo- 폐의, 공기의 + thorax 흉곽

흉막이 손상되어 흉막강 내 공기가 유입된 상태. 흉막강 내 압력 상승으로 폐허탈이 초래될 수 있음

👆 **포인트콕**
Hemothorax '포인트콕'에서 설명한 것처럼 두 용어가 헷갈리지 않도록 주의해주세요.

Pulmonary fibrosis　　　　　　　　폐섬유증

Pulmonary 폐의 + fibrosis 섬유증

폐의 섬유성 결합조직의 증식으로 정상 폐 구조가 손상, 경화가 되는 상태를 의미함

📒 **암기꿀팁**
섬유 조직은 영어로 fiber입니다. 용어의 뜻과 연결하여 섬유 조직이 문제가 되어 발생하는 질환이구나! 유추할 수 있어요.

Pulmonary transplantation　　　　폐이식

Pulmonary 폐의 + transplantation 이식

환자의 폐를 제거하고 그 자리에 공여받은 건강한 폐를 대치하는 것을 의미함

👆 포인트콕

Transplantation 앞에 기관의 이름을 넣으면 다양한 이식 명칭이 됩니다. 그렇다면, 간이식의 의학 용어는 무엇일까요? 간이 Liver이므로 Liver transplantation이 됩니다. transplantation만 정확하게 암기해도 다양한 이식 명칭을 유추할 수 있어요.

예시　Liver transplantation 간이식　　　　Renal transplantation 신장이식
　　　Bone marrow transplantation 골수이식　Heart transplantation 심장이식
참고　동의어 Lung transplantation

Sore throat　　　　인후통

Sore 아픈 + throat 목(목구멍)

음식이나 침을 삼킬 때 목에 발생하는 통증

📁 암기꿀팁

목이 아픈데(인후통) 쏘쏘(Sore throat)해

Tonsillitis　　　　편도염

Tonsil 편도 + -itis 염증

편도에 생기는 염증으로 호흡곤란 시 편도절제술을 시행할 수 있음

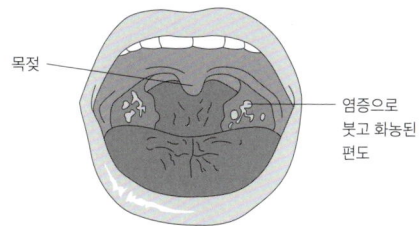

📁 암기꿀팁

토실토실한(Tonsillitis) 토끼가 편도(편도염) 기차를 타고 갑니다!

01 호흡기계 / 병원 취업 기출예상용어

NSCLC Non Small Cell Lung Cancer 비소세포폐암

Non 아니다, 비 + Small 소 + Cell 세포 + Lung 폐 + Cancer 암

소세포암과 반대. 암세포 크기가 작지 않은 것으로, 폐암의 80~85%에서 발생함

PA Pulmonary Artery 폐동맥

Pulmonary 폐의 + Artery 동맥

전신을 돌아 심장으로 들어오는 정맥혈을 오른쪽 심실에서 폐로 전달하는 혈관으로 심장의 오른쪽 심실 위쪽으로 나가 양쪽 폐로 갈라짐

PAP Pulmonary Artery Pressure 폐동맥압

Pulmonary 폐의 + Artery 동맥 + Pressure 압력

폐동맥 내의 압력으로 도플러심초음파검사, 우심도자술 등으로 측정함

PND Paroxysmal Nocturnal Dyspnea 발작야간호흡곤란

Paroxysmal 발작성의 + Nocturnal 야행성의 + Dyspnea 무호흡

좌심부전의 증상 중 하나로 야간 수면 중에 발작적으로 나타나는 호흡곤란의 형태

PR Pulmonic Regurgitation 폐동맥판역류

Pulmonic 폐(동맥)의 + Regurgitation 역류

폐동맥판막(우심실과 폐동맥 사이의 판막)의 결함으로 폐동맥에서 우심실로 혈액의 역류가 나타남

PS　　　**Pulmonic Stenosis**　　　　　　　　폐동맥판협착

　　　　　　Pulmonic 폐(동맥)의 + Stenosis 협착

　　　　　　폐동맥 판막의 경직으로 혈류를 폐쇄하는 질환을 의미함

PTE　　**Pulmonary ThromboEmbolism**　　폐혈전색전증

　　　　　　Pulmonary 폐의 + Thrombo 혈전 + Embolism 색전증

　　　　　　혈전이 폐의 혈관을 폐쇄한 상태를 의미함

RSV　　**Respiratory Syncytial Virus**　　호흡기세포융합바이러스

　　　　　　Respiratory 호흡의 + Syncytial 융합체 + Virus 바이러스

　　　　　　급성 호흡기 감염을 일으키는 바이러스로 접촉, 비말을 통해 감염을 일으킴

SOB　　**Shortness Of Breath**　　　　　호흡곤란, 숨참

　　　　　　Shortness 부족 + Of -의 + Breath 호흡

　　　　　　Dyspnea 와 같은 의미를 가짐. 호흡 시 경험하는 불편하거나 불쾌한 감각

TEF　　**TracheoEsophageal Fistula**　　기관식도샛길
　　　　　　　　　　　　　　　　　　　　　　　기관식도누출관

　　　　　　Tracheo 기도 + Esophageal 식도의 + Fistula 누공

　　　　　　기관과 식도가 누공으로 연결 되어 있는 상태로, 선천성인 경우 식도폐쇄증을 동반함

TTA　　**TransTracheal Aspiration**　　　기관경유흡인

　　　　　　Trans- 통해서 + Tracheal 기관의 + Aspiration 흡인

　　　　　　하기도의 분비물을 흡인하여 채취하는 방법

Alveoli   허파꽈리, 폐포

폐의 기능적 단위인 샘꽈리의 구성기관 중 하나로, 폐포 내강에서 산소, 이산화탄소의 가스 교환이 이루어짐

Atelectasis   무기폐

Atel 부전, 불완전 + ectasis 확장(증)

폐의 일부가 팽창된 상태를 유지하지 못하고, 허탈된 상태를 의미함

Barrel chest   술통형가슴

Barrel 통 + chest 가슴

흉곽의 과다 팽창으로 흉곽의 전후경과 횡경의 비가 정상범위를 벗어나는 것

Bronchial breathing sound   기관지호흡음

Bronchial 기관지의 + sound 음, 소리

정상호흡음으로 기관 위에서 청진 가능함. 텅 빈 관에 공기 불어 넣는 소리로 청진됨

Bronchiole   세기관지

하부호흡기계 구조 중 하나로, 연골 없는 1mm 이하의 직경으로 구성됨. 폐실질에 묻힌 점막 하조직으로 인해 허탈 되거나 공기포획이 쉬움

Bronchodilator   기관지확장제

Broncho 기관지 + dilator 확장제

기관지의 경련을 완화하기 위해 정맥, 피하, 경구, 흡입기로 투여하며, 주로 기관지 천식 치료에 사용함

Bronchoscopy   기관지경검사, 기관지내시경술

Broncho 기관지 + scopy 관찰, 검사

호흡기질환의 진단 및 치료를 위한 검사. 코, 입, 기관내관, 기관절개관을 통해 내시경을 삽입하여 기관지를 직접 검사함

Bronchovesicular sound   기관지폐포호흡음

Broncho 기관지 + vesicular 소수포, 소낭성 + sound 음, 소리

정상호흡음으로 1~2번째 늑골 사이(앞), 견갑골 사이(뒤)에서 청진 가능함

Bronchus   기관지

기관과 폐 사이를 이어주며, 기관 말단에서 좌우 주기관지로 나뉨. 좌우 주기관지-엽기관지-구역기관지로 분지됨

Emphysema   폐기종, 폐공기증

폐 탄력성의 손상과 폐의 과잉 팽창 상태로, 만성폐쇄성폐질환(COPD)에 해당함

Empyema   농흉

폐의 일차질환(폐결핵, 폐렴 등)으로 인하여 흉막강이 오염되면서 감염됨. 화농성 흉막액 또는 흉막액에서 세균이 나오는 상태를 의미함

Endotracheal intubation   기관내삽관

Endo 안에, 내 + tracheal 기관의 + intubation 삽관

산소 공급, 분비물 제거 및 환기 확보를 위해 입 또는 코를 통해 기관 속으로 튜브를 삽입하는 것을 의미함

Expectoration   가래배출, 담객출

기침을 통해 기도의 과도한 분비물을 제거하여 기도를 보호하고, 호흡기에서 형성된 물질을 뱉어내는 행위를 의미함

Expiration   날숨, 호기

흉벽과 폐의 탄성 반동에 의한 수동적인 과정임. 바깥 늑간근과 횡격막의 이완으로 본래 위치로 돌아가면서, 흉곽 내 부피가 작아지고, 폐내 공기는 양압이 되어 체외로 배출되는 것을 의미함

Flail chest   연가양흉곽, 동요가슴

Flail 마구 움직이다 + chest 가슴

복합적인 늑골 골절로 호흡시 흉곽이 역방향으로 독립된 운동양상을 보임

Hyperventilation   과다환기, 과호흡

Hyper 과도한 + ventilation 환기

가빠진 호흡으로 인해, 혈액 내 이산화탄소가 낮아지는 상태를 의미함

Hypoventilation   저환기, 호흡저하

Hypo 낮은 + ventilation 환기

호흡운동의 억제, 비만, 횡격막 운동의 이상 등으로 폐포의 환기량이 저하되어 저산소혈증을 초래할 수 있는 상태를 의미함

Larynx   후두

목소리를 내는 성대가 있고, 음식물이 기관으로 넘어가지 않도록 후두 덮개를 이용하여 기도를 보호함. 인두와 기관을 잇는 통로이자, 흉곽을 고정하는 역할을 함

Nasal cannula　　　　　　　　　　　비강캐뉼라, 코삽입관

Nasal 코의 + cannula 삽입관

산소요법 중 하나로 1~6L/분의 저농도 산소 공급 시 효과적이며, 6L/분 이상 시 점막을 자극하므로 제한함. 산소를 공급하면서 자유롭게 대화 및 식사가 가능함

Lobectomy　　　　　　　　　　　엽절제술

Lob 엽 + ectomy 절제술

엽 단위로 폐를 절제하는 수술로, 엽은 왼쪽 두 부분, 오른쪽 세 부분으로 나뉘어 있음

Nebulizer　　　　　　　　　　　분무기

액체를 지속적으로 연무형태로 분사하여 흡입하도록 하는 기구

Nonrebreathing mask　　　　　　　　　　　비재호흡마스크

Non 비 + rebreathing 재호흡 + mask 마스크

산소요법 중 하나로 6~15L/분의 산소를 공급하며 호기된 공기는 저장주머니에 유입되지 않음

Orthopnea　　　　　　　　　　　좌위호흡, 앉아숨쉬기

Ortho 바른, 올바른 + pnea 호흡

누운자세로 호흡곤란을 호소함. 앉거나 서 있는 자세일 경우 호흡곤란이 완화되는 상태

Partial rebreathing mask　　　　　　　　　　　부분재호흡마스크

Partial 부분 + rebreathing 재호흡 + mask 마스크

산소요법 중 하나로 6~10L/분의 산소를 공급하며 호기된 공기 일부가 저장주머니에 유입되어 산소와 혼합됨

Pharyngitis   인두염

Pharyng 인두의 + itis 염증

인두에 염증이 생겨 인후통을 유발하며, 감기 및 독감과 같은 바이러스, 박테리아 감염 등에 의해서 발생함

Pharynx   인두

코에서 후두에 이르는 부분으로 비인두, 구강인두, 후인두로 구분됨. 비인두는 비강으로부터 오는 공기를 받아들이고 구강인두, 후인두는 호흡과 소화에 관여함.

Pleura   흉막, 가슴막

폐의 표면 및 흉부의 내면을 둘러싸고 있는 두 겹의 장막

Pleural friction rub   흉막마찰음, 가슴막마찰음

Pleural 흉막의 + friction 마찰 + rub 마찰, 마찰음

벽측흉막과 장측흉막의 표면이 서로 닿아 발생하는 마찰음

Pleurisy   흉막염, 가슴막염

흉막의 염증 상태로, 원인에는 폐렴, 폐결핵, 상기도감염, 흉부외상, 폐색전, 암, 흉곽수술 등이 있음

Pursed lip breathing   입술오므리기호흡

Pursed 오므린 + lip 입술 + breathing 호흡

입술을 오므려 호기를 길게 하는 호흡법. 입술을 오므리면 호기 동안 공기 흐름에 대한 저항이 생성되고 기관지 압력이 증가하면서, 세기관지의 허탈을 방지하고 이산화탄소를 효과적으로 배출함

Laryngospasm   후두연축

Laryngo 후두 + spasm 연축

후두 근육이 갑작스럽고 비자발적으로 수축하는 것, 심한 경우 기도가 폐쇄될 수 있음

Simple face mask   단순마스크

Simple 단순 + face 안면 + mask 마스크

산소요법 중 하나로 5~8L/분의 산소공급이 필요한 경우 사용하며, 저장주머니를 가지고 있지 않음

Sputum   가래, 객담

기관지나 폐에서 발생하는 끈적한 점액성 분비물. 기관지를 물리적 자극에서 보호, 포함된 면역물질은 외부요인에 대한 방어 역할을 담당함. 폐질환이 발생하면 분비량, 배출량이 증가함

Stridor   협착음

비정상 호흡음으로 주로 흡기에서 들리며, 높은 음조, 울부짖는 소리가 특징임

Tachypnea   빈호흡, 빠른 호흡

Tachy 빠른 + pnea 호흡

호흡수가 증가한 상태. 호흡곤란이 대부분 동반됨

Thoracentesis   흉강천자술

Thorax 흉부 + centesis 천자

흉막강에 바늘을 삽입하여 천자함. 흉막액 제거 또는 검사, 흉막강에 약물 주입, 흉막생검조직 채취 등의 목적으로 시행함

Tonsillectomy 편도절제술

Tonsil 편도 + ectomy 절제술

재발성 급성 편도선염, 만성 편도선염이나 편도 비대에 의한 합병증 예방을 위해서 아데노이드를 제거하는 것을 의미함

Trachea 기관

흉곽 내 압력이 음압일 때 기도가 허탈 되지 않도록 함

Tracheostomy 기관절개술

Trache 기관 + ostomy 개구술

장기간의 기도 유지 또는 상기도 폐쇄 등으로 인해 통상적인 방법으로 기도 확보가 어려운 경우 기관을 절개하여 기관절개관을 삽입함

Tuberculin skin test 투베르쿨린피부검사

Tuberculin 투베르쿨린 + skin 피부 + test 검사

전염성 결핵 환자의 접촉자, 결핵 발병의 위험이 높은 군, 결핵균 감염의 위험성이 높은 의료인의 잠복결핵 등을 진단하기 위한 검사

Venturi mask 벤츄리마스크

산소요법 중 하나로 가장 정확한 농도로 산소 공급이 가능함. 만성폐쇄성폐질환(COPD)환자에게 적합한 산소요법임

Vesicular sound　　　　　　　　　폐포호흡음

Vesicular 소수포 + sound 음, 소리

정상호흡음으로, 큰 기관지를 제외한 폐의 모든 부위에서 청진 가능함. 부드럽고 낮은 음으로 청진됨

Wheezing　　　　　　　　　　천명음

비정상호흡음으로, 높은 음조에 지속적이며 리듬감 있는 소리가 특징임. 기관지 경련, 기도 염증, 천식 등에서 청진할 수 있음

기출 핵심 의학용어 TEST

Q. 빈칸에 들어갈 알맞은 내용을 쓰세요.

		Full term	의미
01	ABGA		
02	ARDS		
03			만성폐쇄성폐질환
04	PCWP		
05	PEEP		
06			폐렴
07			결핵
08	TV		
09		Cyanosis	
10			비출혈
11		Hemothorax	
12			흉수
13			기흉

Answer
01. Arterial Blood Gas Analysis, 동맥혈가스분석
02. Acute Respiratory Distress Syndrome, 급성호흡곤란증후군
03. COPD, Chronic Obstructive Pulmonary Disease
04. Pulmonary Capillary Wedge Pressure, 폐모세혈관쐐기압
05. Positive End-Expiratory Pressure, 날숨끝양압(호기말양압) 06. Pn, Pneumonia
07. TB, TuBerculosis 08. Tidal Volume, 일회호흡량 09. 청색증 10. Epistaxis 11. 혈흉
12. Pleural effusion 13. Pneumothorax

기출 예상 의학용어 TEST

Q. 빈칸에 들어갈 알맞은 내용을 쓰세요.

	Full term	의미
01	PAP	
02		폐혈전색전증
03	SOB	
04	TTA	
05		무기폐
06	Bronchoscopy	
07		폐기종, 폐공기증
08	Empyema	
09		과다환기, 과호흡
10		연무기, 분무기
11	Orthopnea	
12		협착음
13		흉강천자술

Answer 01. Pulmonary Artery Pressure, 폐동맥압 02. PTE, Pulmonary ThromboEmbolism
03. Shortness Of Breath, 호흡곤란, 숨참 04. TransTracheal Aspiration, 기관경유흡인 05. Atelectasis
06. 기관지경검사, 기관지내시경술 07. Emphysema 08. 농흉 09. Hyperventilation 10. Nebulizer
11. 좌위호흡(앉아숨쉬기) 12. Stridor 13. Thoracentesis

01 호흡기계 33

알쏭달쏭 의학용어

1. 색전증? 혈전증? 뭐가 다르죠?

혈전증은 혈관 안을 흐르던 혈액 일부가 굳어지는 현상을 의미해요. 예를 들어 심부정맥 혈전증(DVT)이 있어요. 색전증은 혈전이나 공기, 지방 등이 혈관을 떠돌아다니다가 어딘가를 막는 것을 의미해요. 혈전이 떨어져나가 색전을 일으키면 혈전색전증(Thromboembolism)이라고 불리기도 합니다.

2. 같은 이식 아닌가요? Transplantation? Graft?

Transplantation은 '이식'이라는 의미로 외과적인 수술을 통해 통째로 옮겨주는 방법을 의미해요. 폐 이식뿐만 아니라 여러 의미로 많이 사용할 수 있어요.

> 예 LT(Liver Transplantation) 간 이식, KT(Kidney Transplantation) 신장 이식

graft은 '접목, 이식'이라는 의미로 한 개체에서 다른 개체나 같은 개체의 다른 부위에 이식(접목)하는 것을 의미해요.

> 예 Skin Graft 피부이식, Bone Graft 뼈 이식, 골 이식

3. FiO_2 계산법은?

1L/분의 산소를 제공하면 FiO_2는 4% 증가하게 됩니다. 예를 들어 2L/분의 산소를 제공한다면 공기 중 산소농도(약 20%)에 산소요법에서 흡인되는 산소농도(8%)이므로 FiO_2는 28%가 됩니다.

퀴즈를 한번 내 볼게요! 환자에게 nasal cannula를 통해 4L/분으로 산소를 제공한다면 FiO_2는 몇 %가 될까요? 4L/분은 16%에 해당하므로 FiO_2는 36%가 됩니다. 아래 표를 참고해 확인해주세요.

O_2(L/분)	1	2	3	4	5
FiO_2(%)	24	28	32	36	40

4. 너무나 생소한 단어, PCWP가 뭐죠?

Wedge란 '쐐기, 끼워 넣다, 고정시키다.'라는 의미로 PCWP에서는 '풍선을 팽창시켜 끼워서 압력을 측정한다.'라는 의미로 볼 수 있어요. 스완간즈 카테터(Swan-Ganz catheter)를 내경정맥 또는 쇄골하 정맥을 통해 삽입하여 폐동맥 원위부에 위치시킵니다. 풍선을 팽창하여 폐모세혈관의 압력, 좌심장의 기능 등을 평가할 수 있어요. 좌심실부전, 승모판질환, 심낭압전 등이 있을 때는 PCWP가 상승하고, 체액량 부족, 약물치료에 의한 혈관이완 등이 있을 때는 PCWP가 감소해요.

[그림] PCWP

5. 인공호흡기 관련 용어는 너무 어려워! PEEP

용어의 뜻대로 해석하면 Positive End-Expiratory Pressure 호기말 양압호흡을 의미합니다. 이는 기계환기 방식 중 하나로 호흡이 끝날 때마다 인공호흡기가 폐포가 쉽게 허탈(Collapse)되지 않도록 일정한 압력을 넣는 것을 의미합니다. 이것은 곧 폐포의 산소공급을 향상시켜요.

호흡기계 의학용어 총정리

1. 병원 취업 최신 기출용어

약어	Full term	의미	
ABGA	Arterial Blood Gas Analysis	동맥혈가스분석	☐
AFB	Acid-Fast Bacillus	항산균	☐
ARDS	Acute Respiratory Distress Syndrome	급성호흡곤란증후군	☐
BA	Bronchial Asthma	기관지천식	☐
COPD	Chronic Obstructive Pulmonary Disease	만성폐쇄성폐질환	☐
FiO_2	Fraction of Inspired Oxygen	흡입산소농도	☐
PCWP	Pulmonary Capillary Wedge Pressure	폐모세혈관쐐기압	☐
PE	Pulmonary Embolism	폐색전증	☐
PEEP	Positive End-Expiratory Pressure	날숨끝양압, 호기말양압	☐
PFT	Pulmonary Function Test	폐기능검사	☐
Pn	Pneumonia	폐렴	☐
SCLC	Small Cell Lung Cancer	소세포폐암	☐
SpO_2	Saturation of Percutaneous Oxygen	경피적 산소포화도	☐
TB	TuBerculosis	결핵	☐
TV	Tidal Volume	일회호흡량	☐
URI	Upper Respiratory Infection	상기도감염	☐
VAP	Ventilator Associated Pneumonia	인공호흡기관련폐렴	☐

Full term	의미	
Apnea	무호흡	☐
Asthma	천식	☐
Chest tube	가슴관, 흉관	☐
Cheyne-Stokes respiration	체인-스톡스 호흡	☐
Crackle	수포음	☐
Cyanosis	청색증	☐
Dyspnea	호흡곤란	☐

Epistaxis		비출혈	☐
Hemoptysis		객혈	☐
Hemothorax		혈흉	☐
Hypoxia		저산소증	☐
Inspirometer		강화폐활량계	☐
Pleural effusion		흉수	☐
Pneumothorax		기흉	☐
Pulmonary fibrosis		폐섬유증	☐
Pulmonary transplantation		폐이식	☐
Sore throat		인후통	☐
Tonsillitis		편도염	☐

2. 병원 취업 기출예상용어

약어	Full term	의미	
NSCLC	Non Small Cell Lung Cancer	비소세포폐암	☐
PA	Pulmonary Artery	폐동맥	☐
PAP	Pulmonary Artery Pressure	폐동맥압	☐
PND	Paroxysmal Nocturnal Dyspnea	발작야간호흡곤란	☐
PR	Pulmonic Regurgitation	폐동맥판역류	☐
PS	Pulmonic Stenosis	폐동맥판협착	☐
PTE	Pulmonary ThromboEmbolism	폐혈전색전증	☐
RSV	Respiratory Syncytial Virus	호흡기세포융합바이러스	☐
SOB	Shortness Of Breath	호흡곤란, 숨참	☐
TEF	TracheoEsophageal Fistula	기관식도샛길, 기관식도누출관	☐
TTA	TransTracheal Aspiration	기관경유흡인	☐

Full term		의미	
Alveoli		허파꽈리, 폐포	☐
Atelectasis		무기폐	☐
Barrel chest		술통형가슴	☐

Bronchial breathing sound	기관지호흡음	☐
Bronchiole	세기관지	☐
Bronchodilator	기관지확장제	☐
Bronchoscopy	기관지경검사, 기관지내시경술	☐
Bronchovesicular sound	기관지폐포호흡음	☐
Bronchus	기관지	☐
Emphysema	폐기종, 폐공기증	☐
Empyema	농흉	☐
Endotracheal intubation	기관내삽관	☐
Expectoration	가래배출, 담객출	☐
Expiration	날숨, 호기	☐
Flail chest	연가양흉곽, 동요가슴	☐
Hyperventilation	과다환기, 과호흡	☐
Hypoventilation	저환기, 호흡저하	☐
Larynx	후두	☐
Nasal cannula	비강캐뉼라, 코삽입관	☐
Lobectomy	엽절제술	☐
Nebulizer	분무기	☐
Nonrebreathing mask	비재호흡마스크	☐
Orthopnea	좌위호흡, 앉아숨쉬기	☐
Partial rebreathing mask	부분재호흡마스크	☐
Pharyngitis	인두염	☐
Pharynx	인두	☐
Pleura	흉막, 가슴막	☐
Pleural friction rub	흉막마찰음, 가슴막마찰음	☐
Pleurisy	흉막염, 가슴막염	☐
Pursed lip breathing	입술오므리기호흡	☐
Laryngospasm	후두연축	☐
Simple face mask	단순마스크	☐
Sputum	가래, 객담	☐
Stridor	협착음	☐

Tachypnea	빈호흡, 빠른 호흡	☐
Thoracentesis	흉강천자술	☐
Tonsillectomy	편도절제술	☐
Trachea	기관	☐
Tracheostomy	기관절개술	☐
Tuberculin skin test	투베르쿨린피부검사	☐
Venturi mask	벤츄리마스크	☐
Vesicular sound	폐포호흡음	☐
Wheezing	천명음	☐

쉽고 재미있게 암기하는
간호사면접 의학용어집

02
심혈관계

42 최신 기출용어
56 기출예상용어
66 의학용어 TEST
68 알쏭달쏭 의학용어
70 의학용어 총정리

심혈관계 파트에서 가장 많은 의학용어가
출제되고 있습니다. AP, MI, CPR 등
주요 질환이나 응급상황과 관련된 용어들을
주로 질문하고 있어요. 이외 CABG, CAG 등
검사나 시술, 수술 관련 용어도 함께
질문하고 있으므로 복잡한 의학약어라도
확실하게 공부해주세요.

02 심혈관계

병원 취업
최신 기출용어

AAA Abdominal Aortic Aneurysm — 복부대동맥류

Abdominal 복부 + Aortic 대동맥의 + Aneurysm 동맥류

복부 내 가장 큰 혈관인 대동맥벽이 부분적으로 약화되어 늘어난 상태

📩 **암기꿀팁**

엎드리면(Abdominal) 복부가 늘어져 아랫배에(Aortic Aneurysm) 동(동맥류)그래져

A 엎드리면(Abdominal) 복부가 늘어져
A 아랫배에(Aortic Aneurysm)
A 동(동맥류)그래져

AED Automated External Defibrillator — 자동심장충격기 (자동제세동기)

★★★

Automated 자동의 + External 외부에서 작동하는 + Defibrillator 제세동기

자동으로 환자의 심장 상태를 분석하고 필요에 따라 전기충격을 전달하는 의료기기

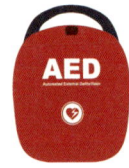

| **AF** | **Atrial Fibrillation** | 심방세동 |

★★★   Atrial 심방의 + Fibrillation 세동, 잔떨림

부정맥 중 심방에서 발생하는 빈맥의 한 형태로 심전도상 불규칙적인 PR 간격을 보이면서 명확한 P파가 보이지 않음

📁 암기꿀팁

세동은 '잔떨림'을 의미해요. 부르르(brrr) 떨리는 모습을 상상해서 연상해주세요.

A학점인지 알았는데 F 떠서(AF) 심방이 미세하게 부르르(심방세동) 떨려!

A A학점인지 알았는데
F F 떠서 심방이 미세하게 부르르(심방세동)

| **AFL** | **Atrial FLutter** | 심방조동 |

Atrial 심방의 + FLutter 조동

심방이 빠르게 수축하는 상태로 심전도 상 톱니모양의 조동파(F파)가 관찰됨

📁 암기꿀팁

조동은 '거친 움직임'을 의미해요. 세동보다 거친 움직임을 연상해보세요.

아(A) 플룻(flutter)을 연주하는 너의 손은 좋은 동작(조동)이야

A 아
FL 플룻(flutter)을 연주하는 너의 손은 좋은 동작(조동)이야

| **AMI** | **Acute Myocardial Infarction** | 급성심근경색증 |

★★★   Acute 급성의 + Myocardial 심근의 + Infarction 경색

관상동맥의 갑작스런 폐색으로 산소와 영양이 공급되지 않아 심장 근육이 괴사하는 상황

🖍 포인트콕

다음에 나오는 AP(Angina Pectoris)와 함께 종종 질문하는 용어입니다. 허혈성 심질환에 해당하는 두 질환의 의학약어 및 full term, 한글 뜻을 모두 기억해주세요. 특히, 케이스 면접에서 제시될 수 있는 환자의 진단명에 해당하므로 중재까지도 함께 학습하는 것을 추천합니다.

AP   Angina Pectoris   협심증
★★★

Angina 협심증 + Pectoris 가슴

관상동맥의 부분적 폐쇄로 안정 시에는 증상이 없지만, 활발한 활동 시 심장에 혈액공급이 불충분하여 심장근육에 허혈이 발생하는 것을 의미함

📁 암기꿀팁

앉으나(Angina) 서나 공장들(Pectoris) 생각

A 앉으나(Angina) 서나
P 공장들(Pectoris) 생각

BLS   Basic Life Support   기본소생술

Basic 기본 + Life 생명 + Support 도움, 지원

의식 없는 환자를 발견한 후 환자 상태를 평가하고 구조 요청, 가슴 압박, 기도유지 및 인공호흡, AED 등을 시행하는 과정을 의미함

📁 암기꿀팁

베이직(Basic)한 너의 삶(Life)을 응원할게(Support)!

B 베이직(Basic)한
L 너의 삶(Life)을
S 응원할게(Support)!

CAB   Compression-Airway-Breathing   가슴압박-기도유지-인공호흡

심폐소생술의 순서. 가슴압박-기도유지-인공호흡

📁 암기꿀팁

심폐소생술을(CPR)을 '캡(CAB)' 잘 해야지!

참고 심폐소생술(성인 기준) 방법
　　　가슴압박 깊이: 약 5cm
　　　가슴압박 속도: 100~120회/분
　　　가슴압박 중단: 압박 중단을 최소화(부득이한 경우 10초 이내)

| **CABG** | Coronary Artery Bypass Graft | 관상동맥우회술이식 |

★★★

Coronary 관상- + Artery 동맥 + Bypass 우회 + Graft 이식

협착 또는 폐쇄된 관상동맥으로 인해 혈액공급이 감소된 심장근육에 환자의 동맥 또는 정맥 혈관을 이용하여 우회로를 만들어 주는 것

📁 **암기꿀팁**

Coronary는 Corona에서 유래 되었어요. 왕관(crown)이라는 뜻으로, 심장을 왕관처럼 둘러싸고 있는 동맥이라서 '관상 동맥'이라고 불리고 있습니다.

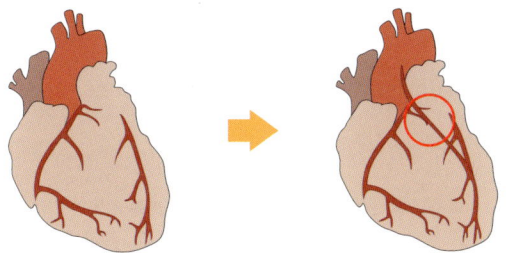

| **CAG** | Coronary AngioGraphy | 관상동맥조영술 |

★★★

Coronary 관상- + Angio 혈관의 + Graphy 이미지 표현의 기술법, -술

관상동맥질환 진단에 가장 확실한 검사로, 대퇴 또는 요골동맥에 카테터 삽입 후 관상동맥 내로 진입하여 조영제를 주입하는 검사. 관상동맥의 형태나 이상을 관찰함

| **CAOD** | Coronary Artery Occlusive Disease | 관상동맥폐쇄질환 |

Coronary 관상의 + Artery 동맥 + Occlusive 차단하는 + Disease 질환

심장에 혈액공급을 하는 관상동맥의 점진적인 협착 또는 폐쇄로 심근에 필요한 산소 공급 저하로 초래되는 질환

📁 **암기꿀팁**

관상동맥이 막혀서(관상동맥폐쇄) 오! 큰일났어(Occlusive)!

참고 CAD(Coronary Artery Disease) 관상동맥질환

| CHF | **Congestive Heart Failure** | 울혈성심부전 |

★★★

Congestive 울혈성의 + Heart 심장 + Failure 기능상실, 부전

좌심실 기능 저하 → 심장에서 몸 전체로 내보내는 혈액 펌프 기능 저하 → 신체 조직들에 충분한 혈액공급이 어려운 상태를 의미함

📁 **암기꿀팁**

'울혈'은 몸 안의 장기나 조직에 피가 몰려 있는 증상으로 '답답할 울'이라는 한자를 사용했어요. 가슴이 답답한! 울혈성심부전

| CPCR | **CardioPulmonary Cerebral Resuscitation** | 심폐뇌소생술 |

★★★

Cardio- 심장 + Pulmonary 폐의 + Cerebral 뇌 + Resuscitation 소생술

뇌로 산소를 공급하기 위해 혈액 순환 및 호흡 기능의 회복을 돕는 응급처치

👉 **포인트콕**

CPR은 다들 잘 알고 계실텐데요, CPCR도 임상에서 많이 불리고 있는 용어입니다. CPR의 개념에 뇌 기능의 가역적인 회복을 포함시켜 CPCR로 부르고 있어요. CPCR에 대해 질문하는 경우도 있으니 CPR 뿐 아니라 CPCR도 꼭 암기해주세요.

| CPR | **CardioPulmonary Resuscitation** | 심폐소생술 |

★★★

Cardio- 심장 + Pulmonary 폐의 + Resuscitation 소생술

심장마비가 발생했을 때 혈액 순환 및 호흡을 도와주는 응급치료법

📁 **암기꿀팁**

CPR의 C(씨)는 씸장, P(피)는 폐로 외워주세요! Resuscitation 단어 중간에 's'와 'c' 둘 다 들어가므로 철자에 주의하세요!

CVP — Central Venous Pressure — 중심정맥압

★★★

Central 중심의 + Venous 정맥의 + Pressure 압력

상대정맥 하부와 우심방 상부의 연접부 압력을 의미함. 우심실 전부하(Preload)를 반영하며 심장 기능 및 순환하는 정맥 혈액량의 적절성을 평가하는 자료가 됨

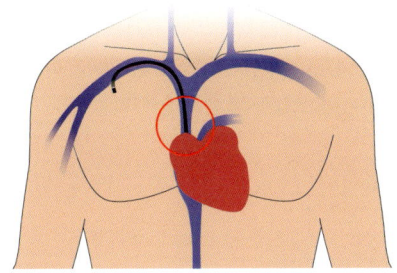

DCMP — Dilated CardioMyoPathy — 확장심근병증

Dilated 확장된 + Cardio- 심장 + Myo- 근육 + Pathy -증

심장근육의 이상으로 심장이 확장되면서 심장 기능이 저하됨

📒 암기꿀팁

알파벳 'D'를 보면 빵빵한 모양이에요.
D를 '확장된 심장' 모양으로 떠올리면
DCMP는 확장심근병증이라고 연관짓기 쉬울 거예요.

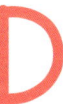

DVT — Deep Vein Thrombosis — 심부정맥혈전증

★★★

Deep 깊은 + Vein 정맥 + Thrombosis 혈전증

하지정맥의 혈류장애로 인해 정체된 혈액이 응고되어 혈전이 발생한 상태

👆 포인트콕

DVT 용어 자체를 질문하기도 하지만, 이와 관련하여 혈전을 예방할 수 있는 중재를 꼬리질문하기도 합니다. 약어 및 full term, 한글 뜻과 더불어 혈전을 예방할 수 있는 중재 3가지 정도를 꼭 암기해주세요.

ECG, EKG — ElectroCardioGram — 심전도

Electro 전기 + Cardio- 심장 + Gram 문서

심박동의 주기 중 일어나는 심장근육의 전기 흐름(탈분극, 재분극)을 체표면에 기록하는 것. 표준 12유도 심전도를 대표적으로 사용함

👆 포인트콕

심전도는 ECG, EKG 두 가지의 약어를 갖고 있어요. 임상에서 두 가지 약어 모두 자주 사용하고 있습니다. 그렇다 보니, 면접에서도 둘 다 출제되고 있어요.

참고 Electrocardiography 심전도검사

HTN — HyperTensioN — 고혈압

★★★

Hyper 과도한 + tension 긴장

수축기 혈압이 140mmHg 이상 또는 이완기 혈압이 90mmHg 이상인 상태

참고 Hypotension 저혈압

IABP — Intra-Aortic Balloon Pump — 대동맥내풍선펌프

Intra- 안, 내부 + Aortic 대동맥의 + Balloon 풍선 + Pump 펌프

기계적 순환보조장치로, 적용 시 관상동맥 관류와 전신 관류압이 증가하고 후부하가 감소되면서, 심장근육에 산소공급량을 증가시키고 심장 작업량을 감소시킴

📁 암기꿀팁

안쪽(Intra) 개울에(Aortic) 가려면 풍선(Balloon)타고 가야 하니 펌프질(Pump) 해야지

I 안쪽(Intra)
A 개울에(Aortic) 가려면
B 풍선(Balloon)타고 가야 하니
P 펌프질(Pump) 해야지

LVH   Left Ventricular Hypertrophy   좌심실비대

Left 좌 + Ventricular 심실의 + Hypertrophy 비대

좌심실에 장기적인 부담이 가해질 때(좌심실의 박출저항 증가, 좌심실의 혈액 증가 등) 심근이 늘어지고 확장되는 상태

> 참고 RVH(Right Ventricular Hypertrophy) 우심실비대

MI   Myocardial Infarction   심근경색증

★★★

Myo- 근육 + cardial 심장 + Infarction 경색증

여러 원인으로 관상동맥이 갑자기 폐색되어 심장 전체 또는 일부에 산소와 영양 공급이 줄어 심장근육이 괴사되는 상황

MS   Mitral Stenosis   승모판막협착증

Mitral 승모판의 + Stenosis 협착증

좌심방과 좌심실 사이의 승모판막의 판막구가 협착되어 좌심방에서 좌심실 혈류 이동이 어려운 질환

👆 포인트콕

승모판협착증은 판막성 심질환 중 가장 흔한 유형으로 Mitral Valve Stenosis(MVS)로 불리기도 합니다.

> 참고 MR(Mitral Regurgitation) 승모판역류(폐쇄부전증)

PAOD   Peripheral Arterial Occlusive Disease   말초동맥폐쇄질환

Peripheral 말초의 + Arterial 동맥의 + Occlusive 차단하는 + Disease 질환

다리(드물게 팔)의 동맥이 폐쇄되거나 좁아져 혈류 감소로 인해 여러 증상이 나타나는 질환으로 PAOD 혹은 PAD(Peripheral Arterial Disease)로 불림

📁 암기꿀팁

말초동맥이 팍(PA)! 오디(OD)가 폐쇄된 거지?

PCAS — Post Cardiac Arrest Syndrome — 심정지후증후군

Post -후 + Cardiac 심장의 + Arrest 정지 + Syndrome 증후군

심정지에서 소생 후 전신적으로 심각한 허혈-재관류 손상이 일어나 뇌 손상, 심근기능부전, 전신성 허혈/재관류 반응이 발생하는 것을 의미함

👉 포인트콕

PCA 단어 뒤에 Syndrome이 하나 더 붙어 있는 약어라고 생각하면 쉽게 암기할 수 있어요! 뭔가가 하나 더 추가된 상태, 다시 말해 심정지에서 소생 후 여러 증상이 추가적으로 발생했을 때 사용하는 의학용어입니다.

PSVT — Paroxysmal SupraVentricular Tachycardia — 발작성심실위빠른맥 / 발작심실상성빈맥

Paroxysmal 발작성의 + SupraVentricular 심실위 + Tachycardia 빈맥

심실보다 위쪽에 있는 곳(방실접합부, 심방)에서 전기 흥분이 시작되어 나타나는 100회 이상의 빈맥

📒 암기꿀팁

편지 마지막에 추신으로
PS. 심실 위(SupraVentricular)에서 팔딱팔딱(Paroxysmal) 빨리 뛰고 있어(Tachycardia)!

P 팔딱팔딱(Paroxysmal)
SV 심실 위(SupraVentricular)에서
T 빨리 뛰고 있어(Tachycardia)!

PTCA — Percutaneous Transluminal Coronary Angioplasty — 경피경관관상동맥성형술

Percutaneous 경피적 + Transluminal 내강을 경유하는 + Coronary 관상동맥 + Angioplasty 혈관성형술

팔이나 다리의 혈관을 통해 카테터를 관상동맥까지 삽입하여 혈관을 넓히는 시술

PVC　Premature Ventricular Contraction　　조기심실수축

★★★　　Premature 조기의 + Ventricular 심실의 + Contraction 수축

동방결절에서 정상적인 수축을 내보내기 전 심실내의 세포가 먼저 흥분하여 심실을 직접 수축시키는 상태

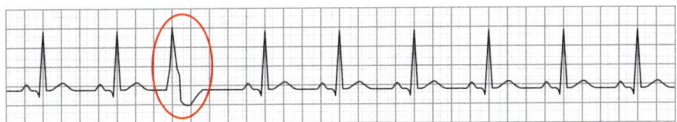

RBBB　Right Bundle Branch Block　　우각차단

Right 오른쪽의 + Bundle 다발 + Branch 가지 + Block 차단

우각 전도 지연으로 우심실 우측벽과 심실중격 우심실면의 수축(탈분극)이 지연되는 것

📁 **암기꿀팁**

비삼씨(비가 세 개 BBB), 오른쪽 번들(bundle)거리는 빵을 브런치(branch)로 먹으면 블록(block)할 거야

B 번들(bundle)거리는 빵을
B 브런치(branch)로 먹으면
B 블록(block)할거야

참고　LBBB(Left Bundle Branch Block) 좌각차단

ROSC　Return Of Spontaneous Circulation　　자발순환회복

★★★　　Return 돌아옴 + Of -의 + Spontaneous 자발적인 + Circulation 순환

심정지 후 호흡 노력, 지속적인 심장 관류 상태로 호흡과 기침, 움직임이 있으며 측정할 수 있는 혈압 또는 맥박이 있는 상태

📁 **암기꿀팁**

알오(RO)! 에스씨(SC) 덕에 살 수 있었어!

STEMI ST segment Elevation Myocardial Infarction ST분절상승 심근경색증

ST segment ST 분절 + Elevation 상승 + Myo- 근육 + cardial 심장 + Infarction 경색증

ST 분절이 상승 되어 있는 심근경색증

👆 포인트콕

심근경색증은 ST 분절의 상승 여부에 따라 STEMI(ST segment Elevation Myocardial Infarction), NSTEMI(Non ST segment Elevation Myocardial Infarction)로 분류해요. STEMI가 더 심각한 상태를 의미하며 이런 경우 즉각적인 중재를 수행해야 합니다. 두 가지 용어의 full term 및 한글 뜻을 모두 암기해주세요.

> 참고 NSTEMI(Non-ST segment elevation myocardial infarction) 비ST분절상승 심근경색증

VAP Variant Angina Pectoris 이형협심증

Variant 변종, 이형 + Angina 협심증 + Pectoris 가슴

관상동맥에 경련이 발생해 혈관이 수축하면서 가슴 통증이 발생하는 질환. 가슴 통증은 신체 활동과 관계없이 발생하며 새벽과 같은 특정 시간에 나타나는 경우가 많음

👆 포인트콕

호흡기계에서 배웠던 VAP을 기억하시나요? 약어는 동일하지만 다른 뜻을 갖고 있어요! VAP(Ventilator Associated Pneumonia, 인공호흡기관련폐렴)도 한 번 더 암기해보도록 해요.

VF Ventricular Fibrillation 심실세동

Ventricular 심실의 + Fibrillation 세동, 잔떨림

심실벽의 이소성 자극으로 심실이 매우 빠르고 비효과적으로 떨리는 상태로 파형을 구분하기 어려움

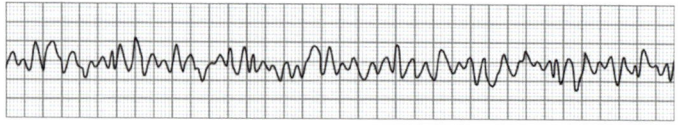

VT   Ventricular Tachycardia   심실빈맥

Ventricular 심실의 + Tachycardia 빈맥, 빠른맥

조기심실수축(PVC)의 발생빈도가 증가하면서 3개 이상 연이어 100회/분 이상 속도로 나타나는 것. RR 간격은 규칙적이고 QRS 파는 넓음

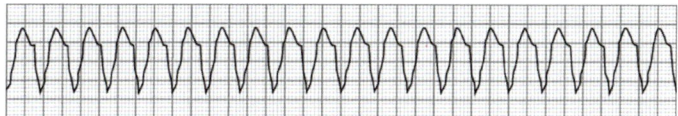

Arrhythmia   부정맥

정상동리듬(NSR, Normal Sinus Rhythm)에서 벗어난 리듬. 심장의 전기신호 생성이나 전달 이상, 비정상적 전기 신호가 발생 될 때 정상적, 규칙적인 수축이 지속되지 못해 심장박동이 빨라지거나, 늦어지거나, 불규칙해지는 것

📁 **암기꿀팁**

스펠링에 유의하세요! 'r'이 두 번 들어가고 'r' 다음에 소리나지 않는 'h'가 들어가요

Carotid artery   경동맥

Carotid 목동맥, 경동맥 + artery 동맥

뇌에 혈액을 공급하는 중요 혈관. 대동맥궁에서 기시하며 내경동맥, 외경동맥으로 나누어짐

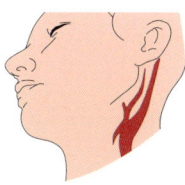

> 참고   촉지 가능한 동맥 예시
> 요골동맥(Radial a.)
> 경동맥(Carotid a.)
> 상완동맥(Brachial a.)
> 대퇴동맥(Femoral a.)
> 슬와동맥(Popliteal a.)

Embolism　　　　　　　　　　　　색전증

혈관 내에서 생기거나 혈관 밖에서 유입된 물질이 혈류에 의해 운반되어 혈관을 폐색시킴. 폐색물을 색전이라고 하며 뇌색전증, 폐색전증, 공기색전, 지방색전 등을 유발함

Heart transplantation　　　　　　심장이식

Heart 심장 + transplantation 이식

내과적 치료 또는 외과적 교정술 등으로 치료가 불가능한 말기 심장 기능 부전증 환자에게 심장을 이식하는 수술

👉 **포인트콕**

앞서 pulmonary transplantation 기억하시나요? transplantation 앞에 기관의 이름을 넣으면 다양한 이식 명칭이 된다는 점, 다시 한 번 기억해주세요.

예시　Liver transplantation 간이식
　　　Bone marrow transplantation 골수이식
　　　Renal transplantation 신장이식
　　　Pulmonary transplantation 폐이식

Myocarditis　　　　　　　　　　　심근염

Myo- 근육 + carditis 심장염

심장근육에 오는 급, 만성 염증. 염증은 심장의 박출 능력을 감소시키고 부정맥을 유발함

Palpitation　　　　　　　　　　　심계항진

심장박동을 주관적으로 자각하는 것으로, 불규칙하거나 심장박동이 비정상적으로 느껴지는 증상

📒 **암기꿀팁**

심장이 팔딱팔딱(palpitation) 뛰는 걸보니 심계항진이군!

Phlebitis　　　　　　　　　　　정맥염

Phleb- 정맥의 + -itis 염증

정맥 내부에 혈액응고가 있거나, 정맥벽이 손상되어 정맥에 염증이 생긴 것

📁 **암기꿀팁**

정맥에 염증이 생겨 플렙플렙~(Phleb)

Thrombectomy　　　　　　　　　　　혈전제거술, 혈전절제술

Thrombo- 응고, 혈전 + -ectomy 적출, 절제

혈관 내 혈전을 제거하는 것

📁 **암기꿀팁**

트롬(throm) 전투에서 적을 베어버렸어(bectomy) → 혈전을 제거해버렸어!

> 참고　-ectomy의 예시
> 　　　adenoidectomy 아데노이드절제술
> 　　　adrenalectomy 부신절제술
> 　　　tonsillectomy 편도절제술

Thrombosis　　　　　　　　　　　혈전증

Thrombo- 응고, 혈전 + sis -증

혈관 내 피가 굳어진 덩어리를 혈전이라고 하며, 혈전에 의해 혈관이 막히면서 발생하는 질환

> 참고　-sis의 예시
> 　　　cyanosis 청색증
> 　　　cirrhosis 경화증

02 심혈관계 / 병원 취업 기출예상용어

ACLS　　**Advanced Cardiac Life Support**　　　　전문심장소생술

Advanced 진행된, 고등의 + Cardiac 심장의 + Life 생명 + Support 소생술

기본소생술에 연이어서 시행하는 제세동, 기도관리, 약물 사용 등을 포함하는 응급의료 처치

ACS　　**Acute Coronary Syndrome**　　　　급성관상동맥증후군

Acute 급성의 + Coronary 관상의 + Syndrome 증후군

관상동맥의 혈액공급이 적절하지 않아 발생하는 불안정협심증, 급성심근경색증, 심장돌연사를 총칭함

AI　　**Aortic Insufficiency**　　　　대동맥판막기능부전

Aortic 대동맥의 + Insufficiency 기능부전

대동맥판막의 불완전 폐쇄로 인해 대동맥으로 나가는 혈액이 좌심실로 역류되는 상태로 대동맥판막폐쇄부전증이라고도 함

AS　　**Aortic Stenosis**　　　　대동맥판막협착증

Aortic 대동맥의 + Stenosis 협착증

대동맥판막의 협착으로 인해 좌심실에서 대동맥으로 혈액이 충분히 나가지 못하는 상태

CAD　　**Coronary Artery Disease**　　　　관상동맥질환

Coronary 관상의 + Artery 동맥 + Disease 질환

동맥경화 등에 의한 관상동맥의 불충분한 혈액 공급으로 인해 발생하는 질환

CHD   **Congenital Heart Disease**   선천성심질환

Congenital 선천적인 + Heart 심장 + Disease 질환

선천적으로 갖고 있는 심장의 기형 및 기능장애. 심장 형성 및 발달 과정 중 문제가 생겨 발생함

COA   **Coarctation Of Aorta**   대동맥축착

Coarctation 축착 + Of -의 + Aorta 대동맥

선천성심질환 중 하나로 대동맥활(대동맥궁) 원위부가 협착된 상태

참고 동의어 Aortic coarctation

CVD   **CardioVascular Disease**   심혈관질환

Cardio 심장의 + Vascular 혈관- + Disease 질환

심장과 주요 동맥에서 발생하는 질환으로 고혈압, 허혈심질환, 관상동맥질환, 부정맥 등이 포함됨

DPP   **Dorsalis Pedis Pulse**   발등맥박

Dorsalis 배의, 등쪽의 + Pedis 발 + Pulse 맥박

첫 번째 발가락, 두 번째 발가락 연장선 사이 발등 부위에서 측정 가능하며, 발의 혈액순환 확인이 가능함

EF   **Ejection Fraction**   박출률

Ejection 방출, 분출 + Fraction 부분, 일부, 분수

심장이 제대로 박출하고 있는지 평가하는 것으로, 심장이 수축할 때마다 심장에서 나가는 혈액의 양을 백분율로 측정함. 정상 수치는 약 50~75%

IE	**Infective Endocarditis**	감염심내막염

Infective 감염성의 + Endo 안에, 내 + carditis 심장염

세균, 진균 등의 미생물이 혈류를 통해 심장의 손상된 부위에 침범하여 염증을 일으키는 상태. 신속히 치료하지 않으면 심장판막을 손상시킬 수 있음

IHD	**Ischemic Heart Disease**	허혈성심질환

Ischemic 허혈성의 + Heart 심장 + Disease 질환

관상동맥의 협착, 폐쇄로 심장근육에 충분한 혈액을 공급하지 못해 발생하는 질환

IVC	**Inferior Vena Cava**	하대정맥

Inferior 낮은, 아래의 + Vena 정맥 + Cava 동굴, 공간의

하반신에서 올라오는 정맥혈을 우심방으로 운반하는 역할을 하는 대혈관

LA	**Left Atrium**	좌심방

Left 왼쪽의 + Atrium 심방

폐를 통해 산소화된 혈액이 들어오는 곳으로 좌심실로 혈액을 보냄

LN	**Lymph Node**	림프절

Lymph 림프 + Node 절, 결절

몸 전체에 분포된 면역기관으로, 림프구와 백혈구가 포함되어 있음

LV	**Left Ventricle**	좌심실

Left 왼쪽의 + Ventricle 심실

좌심방에서 들어온 산소화된 혈액을 대동맥을 통해 몸 전체로 내보냄

MR   Mitral Regurgitation   승모판역류

Mitral 승모판의 + Regurgitation 역류

좌심방, 좌심실 사이 승모판막의 폐쇄 부전으로 좌심실에서 좌심방으로 혈액이 역류하는 상태

NSR   Normal Sinus Rhythm   정상동리듬

Normal 정상 + Sinus 동, 굴 + Rhythm 리듬

동결절에서 기원하며 60~100회/분의 규칙적인 율동으로 심장 내 전기전도계 간의 전기 전달이 정상적으로 이루어지는 것

RA   Right Atrium   우심방

Right 오른쪽의 + Atrium 심방

전신의 혈액이 대정맥으로 모이고, 이 정맥혈이 들어오는 곳

RV   Right Ventricle   우심실

Right 오른쪽의 + Ventricle 심실

우심방을 통해 전신에서 보내진 정맥혈이 들어와서 폐동맥을 통해 폐로 혈액을 내보냄

SSS   Sick Sinus Syndrome   동기능부전증후군

Sick 병의, 질환의, 병에 걸린 + Sinus 동, 굴 + Syndrome 증후군

동방결절의 기능부전으로 인한 비정상적 전기 발생으로 부정맥이 발생함

ST   Sinus Tachycardia   굴빠른맥, 동성빈맥

Sinus 동, 굴 + Tachycardia 빈맥, 빠른맥

심박동 수가 규칙적으로 100회/분 이상인 상태

SVC　　Superior Vena Cava　　　　　　　　　상대정맥

　　　　　Superior 위의, 상의 + Vena 정맥 + Cava 동굴, 공간의

　　　　　신체의 상반부를 돌고 온 정맥혈을 우심방으로 운반하는 역할을 하는 대혈관

TR　　Tricuspid Regurgitation　　　　　　　삼첨판역류

　　　　　Tricuspid 삼첨판의 + Regurgitation 역류

　　　　　삼첨판이 완전히 폐쇄되지 않아 우심실 수축 시 우심방으로 혈액이 역류하는 상태

TVR　　Tricuspid Valve Replacement　　　　삼첨판치환술

　　　　　Tricuspid 삼첨판의 + Valve 판막의 + Replacement 대치술, 치환술

　　　　　삼첨판의 심각한 손상 시 판막을 교체하는 수술로, 손상된 판막은 제거하고 인공판막으로 교체하는 것을 의미함

Arteriosclerosis　　　　　　　　　　　　　동맥경화증

　　　　　Arterio 동맥의 + sclerosis 경화증

　　　　　동맥의 내막이 두꺼워지는 것

Atherosclerosis　　　　　　　　　　　　　죽상경화증

　　　　　Athero 죽상의 + sclerosis 경화증

　　　　　동맥혈관의 가장 안쪽 막인 내막에 콜레스테롤이 침착되고 혈관 내피세포의 증식으로 혈관이 막히거나 좁아져 혈류 장애를 일으키는 질환

Cardiac arrest   심장정지

Cardiac 심장의 + Arrest 정지

심장박동의 정지로 심장이 혈액을 박출할 수 없는 상태

Cardiac catheterization   심도자술

Cardiac 심장의 + catheterization 카테터 삽입

목, 팔, 다리의 정맥을 통해 카테터를 심장에 삽입하여 심장의 형태나 기능 등의 상태를 확인하는 검사

Cardiomegaly   심장비대

Cardio 심장의 + megaly 비대

비정상적으로 심근이 두꺼워지고 심장이 커진 상태

Cardioversion   심율동전환

Cardio 심장의 + version 회전, 동향운동

심박동이 불규칙한 경우(부정맥) 전기적 충격을 가해 부정맥을 치료하는 방법

Coronary angioplasty   관상동맥성형술

Coronary 관상동맥의 + Angioplasty 혈관성형술

좁아진 관상동맥을 대퇴 또는 요골동맥을 통해 카테터를 삽입하여 여러 가지 기구를 이용하여 넓히는 시술

Doppler ultrasonography　　　　　　　　도플러초음파검사

Doppler 도플러 + ultrasonography 초음파검사

혈류를 측정하는 초음파 검사로 복강, 팔, 다리, 목 등의 중요 동맥과 정맥의 혈류량 및 협착 정도 등을 평가할 수 있음

Echocardiography　　　　　　　　　　심장초음파검사

Echo 초음파의 + cardio 심장의 + graphy 이미지 표현의 기술법, -술

초음파를 이용하여 심장의 해부학적 구조, 심장 기능, 심장 내 압력 등을 확인하는 비침습적 검사

Endocardium　　　　　　　　　　　　심내막

Endo 안에, 내 + cardium 심장

심장 가장 안쪽 내부를 싸고 있는 막으로 내피 및 결합조직으로 구성되어 있음

Essential hypertension　　　　　　　　본태성고혈압

Essential 본래의 + hypertension 고혈압

특별한 원인이 알려지지 않은 고혈압

Lymphadenectomy　　　　　　　　　림프절절제

Lymph 림프 + adenectomy 샘절제

림프절의 치료, 진단 등을 목적으로 외과적으로 절제하는 것

Lymphadenitis 림프절염

Lymph 림프 + adenitis 선염

림프절의 염증으로 보통 감염에 의해 발생

Lymphadenopathy 림프절병증

Lymph 림프 + adenopathy 샘병증

림프절의 크기가 비정상적으로 증가, 수가 늘어남, 경도가 변화하는 상태

Lymphedema 림프부종

Lymph 림프 + edema 부종

림프관의 손상으로 림프가 정체되어 조직에 액체와 단백질 등이 축적되어 있는 상태

Mitral Valve 승모판

Mitral 승모 + Valve 판막

좌심실과 좌심방 사이에 존재하는 판막으로 두 개의 막으로 나누어짐

Myocardium 심근

Myo- 근육 + cardium 심장

심장근의 3개의 층 중 중간을 이루고 있는 두꺼운 근육을 의미함

Pericardial effusion 심낭삼출액

Pericardial 심막의, 심낭의- + effusion 삼출, 삼출물

심장을 둘러싼 막인 심낭의 두 층에 체액이 축적된 상태

Pericarditis 심장막염, 심낭염

Pericard 심막 + itis 염증

심낭에 염증이 발생한 상태

Pericardium 심낭막, 심장막

Pericard 심막 + ium 구조, 조직

심장을 둘러싸고 있는 막으로 두 겹으로 이루어져 있음

Tricuspid Valve 삼첨판

Tricuspid 삼첨판- + Valve 판막

우심실과 우심방 사이에 존재하는 판막으로 3개의 막으로 나누어짐

Valvuloplasty 판막성형술

Valvule 판막 + plasty 성형술

판막을 제거하지 않은 상태에서 문제가 있는 부분을 교정하는 수술 방식을 의미함

MEMO

기출 **핵심** 의학용어 TEST

Q. 빈칸에 들어갈 알맞은 내용을 쓰세요.

번호	약어	Full term	의미
01	AF		
02	AMI		
03			협심증
04			관상동맥우회술이식
05	CHF		
06			심폐뇌소생술
07	DVT		
08	HTN		
09			조기심실수축
10	VF		심실세동
11	VT		심실빈맥
12			부정맥
13			심근염

Answer
01. Atrial Fibrillation, 심방세동 02. Acute Myocardial Infarction, 급성심근경색증
03. AP, Angina Pectoris 04. CABG, Coronary Artery Bypass Graft
05. Congestive Heart Failure, 울혈성심부전 06. CPCR, CardioPulmonary Cerebral Resuscitation
07. Deep Vein Thrombosis, 심부정맥혈전증 08. HyperTensioN, 고혈압
09. PVC, Premature Ventricular Contraction 10. Ventricular Fibrillation 11. Ventricular Tachycardia
12. Arrhythmia 13. Myocarditis

기출 예상 의학용어 TEST

Q. 빈칸에 들어갈 알맞은 내용을 쓰세요.

		Full term	의미
01	ACS		
02	COA		
03			발등맥박
04	EF		박출률
05			감염심내막염
06	IHD		
07			승모판역류
08			정상동리듬
09	SSS		
10			동맥경화증
11			죽상경화증
12		Cardiomegaly	
13			심낭삼출액

Answer
01. Acute Coronary Syndrome, 급성관상동맥증후군 02. Coarctation Of Aorta, 대동맥축착
03. DPP, Dorsalis Pedis Pulse 04. Ejection Fraction 05. IE, Infective Endocarditis
06. Ischemic Heart Disease, 허혈성심질환 07. MR, Mitral Regurgitation 08. NSR, Normal Sinus Rhythm
09. Sick Sinus Syndrome, 동기능부전증후군 10. Arteriosclerosis 11. Atherosclerosis 12. 심장비대
13. Pericardial effusion

알쏭달쏭 의학용어

1. 대동맥? 동맥? 정맥?

Aorta는 '대동맥'으로 심장의 좌심실에서 위쪽으로 아치 모양을 이루며 아래로 내려가는 동맥을 의미해요. 자주 쓰이는 'Aortic'은 '대동맥의'라는 뜻의 형용사예요.

Artery는 '동맥'으로 심장에서 산소가 풍부해진 혈액을 온몸의 조직에 공급하는 혈관을 의미해요. 자주 쓰이는 'Arterial'은 '동맥의'라는 뜻의 형용사예요.

Vein은 '정맥'이 심장으로 되돌아가는 혈액이 흐르는 혈관을 의미해요. 자주 쓰이는 'Venous'는 '정맥의'라는 뜻의 형용사예요.

Phlebo 또한 '정맥의'라는 뜻의 접두사로 종종 쓰이니 함께 기억해주세요.

2 EKG? ECG? 똑같은 용어인가요?

결론부터 말씀드리자면, EKG와 ECG는 같은 뜻을 갖는 용어입니다.

EKG는 독일어 ElektroKardioGramm의 약자로 심전도를 의미해요. ECG는 영어 ElectroCardioGram의 약자로 심전도를 의미해요. 같은 의미이므로 혼용해 사용하고 있어요.

3. PTCA? PCI 같은 건가요?

처음에는 PCI(Percutaneous Coronary Intervention)가 PTCA(Percutaneous Transluminal Coronary Angioplasty)에 국한되어 같은 의미로 불렸어요. 그러나 새로운 기술이 많이 도입되면서 PCI는 여러 종류의 죽종 제거술, 레이저 성형술, 관상동맥 내 스텐트 설치 등 여러 기술을 포함하는 중재술을 의미하게 되었답니다. PCI가 좀 더 큰 의미의 단어라고 생각하시면 돼요!

4. PTCA? CABG? 너무 어려워!

방법	PTCA	CABG
	카테터 삽입	개흉
목적	치료 - 관상동맥 확장과 재협착 방지를 위한 스텐트 삽입	치료 - 관상동맥 협착/폐쇄 부위에 우회로 형성
적응증	- 안정/불안정형 협심증 - 관상동맥 협착증 - 심근허혈 소견 - 급성심근경색 - 관상동맥우회술 후 협심증 - 75세 이상 고령자	- 좌측 주관상동맥이 60% 이상 협착 - 좌우 관상동맥 주요혈관 3개에 70% 이상 협착 - 협착 부위 긴 경우 - 심장기능 감소 - PCI 중 응급상황

5. 제세동기(Defibrillator) 적용 원리, 알고 보면 간단해요.

제세동기는 심장에 전기적 자극을 주어 심장 리듬을 정상으로 회복시키거나 세동을 제거하는데 사용되는 의료기기를 의미합니다. 제세동을 적용할 수 있는 심장 리듬으로는 VF(Ventricular Fibrillation, 심실세동)와 pVT(pulseless Ventricular Tachycardia, 무맥성심실빈맥)가 있어요.

심실세동(VF) 및 무맥성심실빈맥(pVT)은 심장이 불규칙한 혼란 상태가 되거나 빠른 심실의 수축으로 심박출량이 급격하게 감소된 상태를 의미하므로 제세동을 시행하여 심장이 정상 리듬으로 돌아올 수 있도록 전기적 자극을 주어야 합니다.

심혈관계 의학용어 총정리

1. 병원 취업 최신 기출용어

약어	Full term	의미	
AAA	Abdominal Aortic Aneurysm	복부대동맥류	☐
AED	Automated External Defibrillator	자동심장충격기(자동제세동기)	☐
AF	Atrial Fibrillation	심방세동	☐
AFL	Atrial FLutter	심방조동	☐
AMI	Acute Myocardial Infarction	급성심근경색증	☐
AP	Angina Pectoris	협심증	☐
BLS	Basic Life Support	기본소생술	☐
CAB	Compression-Airway-Breathing	가슴압박-기도유지-인공호흡	☐
CABG	Coronary Artery Bypass Graft	관상동맥우회술이식	☐
CAG	Coronary AngioGraphy	관상동맥조영술	☐
CAOD	Coronary Artery Occlusive Disease	관상동맥폐쇄질환	☐
CHF	Congestive Heart Failure	울혈성심부전	☐
CPCR	CardioPulmonary Cerebral Resuscitation	심폐뇌소생술	☐
CPR	CardioPulmonary Resuscitation	심폐소생술	☐
CVP	Central Venous Pressure	중심정맥압	☐
DCMP	Dilated CardioMyoPathy	확장심근병증	☐
DVT	Deep Vein Thrombosis	심부정맥혈전증	☐
ECG, EKG	ElectroCardioGram	심전도	☐
HTN	HyperTensioN	고혈압	☐
IABP	Intra-Aortic Balloon Pump	대동맥내풍선펌프	☐
LVH	Left Ventricular Hypertrophy	좌심실비대	☐
MI	Myocardial Infarction	심근경색증	☐
MS	Mitral Stenosis	승모판막협착증	☐
PAOD	Peripheral Arterial Occlusive Disease	말초동맥폐쇄질환	☐
PCAS	Post Cardiac Arrest Syndrome	심정지후증후군	☐

약어	Full term	의미	
PSVT	Paroxysmal SupraVentricular Tachycardia	발작성심실위빠른맥 발작심실상성빈맥	☐
PTCA	Percutaneous Transluminal Coronary Angioplasty	경피경관상동맥성형술	☐
PVC	Premature Ventricular Contraction	조기심실수축	☐
RBBB	Right Bundle Branch Block	우각차단	☐
ROSC	Return Of Spontaneous Circulation	자발순환회복	☐
STEMI	ST segment Elevation Myocardial Infaction	ST분절상승 심근경색증	☐
VAP	Variant Angina Pectoris	이형협심증	☐
VF	Ventricular Fibrillation	심실세동	☐
VT	Ventricular Tachycardia	심실빈맥	☐

Full term	의미	
Arrhythmia	부정맥	☐
Carotid artery	경동맥	☐
Embolism	색전증	☐
Heart transplantation	심장이식	☐
Myocarditis	심근염	☐
Palpitation	심계항진	☐
Phlebitis	정맥염	☐
Thrombectomy	혈전제거술, 혈전절제술	☐
Thrombosis	혈전증	☐

2. 병원 취업 기출예상용어

약어	Full term	의미	
ACLS	Advanced Cardiac Life Support	전문심장소생술	☐
ACS	Acute Coronary Syndrome	급성관상동맥증후군	☐
AI	Aortic Insufficiency	대동맥판막기능부전	☐
AS	Aortic Stenosis	대동맥판막협착증	☐
CAD	Coronary Artery Disease	관상동맥질환	☐
CHD	Congenital Heart Disease	선천성심질환	☐

COA	Coarctation Of Aorta	대동맥축착	☐
CVD	CardioVascular Disease	심혈관질환	☐
DPP	Dorsalis Pedis Pulse	발등맥박	☐
EF	Ejection Fraction	박출률	☐
IE	Infective Endocarditis	감염심내막염	☐
IHD	Ischemic Heart Disease	허혈성심질환	☐
IVC	Inferior Vena Cava	하대정맥	☐
LA	Left Atrium	좌심방	☐
LN	Lymph Node	림프절	☐
LV	Left Ventricle	좌심실	☐
MR	Mitral Regurgitation	승모판역류	☐
NSR	Normal Sinus Rhythm	정상동리듬	☐
RA	Right Atrium	우심방	☐
RV	Right Ventricle	우심실	☐
SSS	Sick Sinus Syndrome	동기능부전증후군	☐
ST	Sinus Tachycardia	굴빠른맥, 동성빈맥	☐
SVC	Superior Vena Cava	상대정맥	☐
TR	Tricuspid Regurgitation	삼첨판역류	☐
TVR	Tricuspid Valve Replacement	삼첨판치환술	☐

Full term	의미	
Arteriosclerosis	동맥경화증	☐
Atherosclerosis	죽상경화증	☐
Cardiac arrest	심장정지	☐
Cardiac catheterization	심도자술	☐
Cardiomegaly	심장비대	☐
Cardioversion	심율동전환	☐
Coronary angioplasty	관상동맥성형술	☐
Doppler ultrasonography	도플러초음파촬영	☐
Echocardiography	심장초음파검사	☐
Endocardium	심내막	☐

Essential hypertension	본태성고혈압	☐
Lymphadenectomy	림프절절제	☐
Lymphadenitis	림프절염	☐
Lymphadenopathy	림프절병증	☐
Lymphedema	림프부종	☐
Mitral Valve	승모판	☐
Myocardium	심근	☐
Pericardial effusion	심낭삼출액	☐
Pericarditis	심장막염, 심낭염	☐
Pericardium	심낭막, 심장막	☐
Tricuspid Valve	삼첨판	☐
Valvuloplasty	판막성형술	☐

쉽고 재미있게 암기하는
간호사면접 의학용어집

03
소화기계

76 　최신 기출용어
88 　기출예상용어
98 　의학용어 TEST
100 　알쏭달쏭 의학용어
102 　의학용어 총정리

소화기계 파트는 주요 파트 중 하나로 면접에서
다양한 의학용어가 출제되고 있습니다.
특히, 케이스 면접에서 소화기계 관련 질환이
자주 출제되고 있는 만큼 주요 질환 및
특징적인 증상, 중재를 연결해 공부합니다.

03 소화기계

병원 취업
최신 기출용어

AGC Advanced Gastric Cancer 진행성위암

Advanced 선진의, 진전(진행)의 + Gastric 위의 + Cancer 암

위암은 종양의 침범 깊이 정도에 따라 조기 위암과 진행성 위암으로 구분하며, 진행성 위암은 종양의 침범 깊이가 고유근층 이상인 경우를 의미함

📁 **암기꿀팁**

어드벤스(Advanced) 게임을 진행(진행성)해보자!

참고 EGC(Early Gastric Cancer) 조기위암

AGE Acute GastroEnteritis 급성위장염

Acute 급성의 + Gastro 위 + Enteritis 장염

바이러스, 박테리아, 기생충 등으로 위와 장에 염증이 발생함

📁 **암기꿀팁**

에이(A)! 위장에 가스(Gastro)가 가득찬 걸 보니, 위장염(Enteritis)인가봐!

A 에이(A)!
G 가스(Gastro)가 가득찬 걸 보니
E 위장염(Enteritis)인가봐!

| **CBD stone** | **Common Bile Duct stone** | 총담관결석 |

Common 총- + Bile 담즙 + Duct 관 + stone 결석

담석이 담낭을 통과하여 총담관 내에 박혀있는 결석

🔆 **포인트콕**

choledocholithiasis와 동일한 의미를 갖고 있는 약어예요. 총담관에 결석이 있을 때 CBD stone 혹은 choledocholithiasis를 사용합니다. 두 가지 모두 임상에서 사용하는 용어이니 꼭 암기해주세요.

| **EGD** | **EsophagoGastroDuodenoscopy** | 식도위십이지장 내시경술 |

Esophago 식도의 + Gastro 위의 + Duodeno 십이지장 + scopy 관찰, 검사

입을 통해 내시경 기구를 삽입하여 식도, 위, 십이지장을 직접 관찰하여 검사하는 것

| **ERCP** | **Endoscopic Retrograde CholangioPancreatography** | 내시경역행 담췌관조영술 |

★★★

Endoscopic 내시경적 + Retrograde 역행하는 + Cholangio 담관 + Pancreato 췌장 + graphy 조영술

십이지장 유두부를 통해 담관 및 췌관에 조영제를 투여하여 검사하는 시술. 담췌관과 연관된 문제가 있을 때 시행함

📁 **암기꿀팁**

말 그대로 담췌관을 보는 조영술! 시대를 역행하는 레트로(Retrograde)가 유행이야~

| **GERD** | **GastroEsophageal Reflux Disease** | 위식도역류질환 |

Gastro 위의 + Esophageal 식도의 + Reflux 역류 + Disease 질환

정상적으로는 역류가 발생하지 않으나, 여러 이유로 위 내용물이 식도로 역류하여 식도 점막에 손상이 나타나는 상태

📁 **암기꿀팁**

위(Gastro)에서 식도(Esophageal)로 다시(Re) 뿔럭(flux) 넘어가는 것

HCC — HepatoCellular Carcinoma — 간세포성암종

Hepato 간의 + Cellular 세포의 + Carcinoma 암종

간에서 기원한 악성종양 중 가장 흔한 형태

HE ★★★ — Hepatic Encephalopathy — 간성뇌병증

Hepatic 간의 + Encephalo 뇌의 + pathy 증

간 기능이 떨어져 간에서 암모니아를 제거할 수 없어 독성 물질이 뇌에 축적되는 것

IBS — Irritable Bowel Syndrome — 과민성대장증후군

Irritable 민감한 + Bowel 장 + Syndrome 증후군

기질적 이상없이 발생하는 기능성 장 질환

📁 **암기꿀팁**

Irritable은 민감한, 짜증을 잘 내는, 화가 난이란 뜻을 갖고 있어요. 대장이 민감해서 발생하는 질환으로 연상하여 암기해주세요! 대장이 민감하면 복통, 복부 불편감, 설사 등의 여러 증상이 나타날 수 있습니다.

LC ★★★ — Liver Cirrhosis — 간경화

Liver 간 + Cirrhosis 경화

넓게 퍼진 섬유증과 소결절을 특징으로 하는 만성적, 진행성의 간 질환. 문맥성 고혈압(식도정맥류 유발), 복수, 출혈, 간성혼수 등의 합병증을 유발함

📁 **암기꿀팁**

간경화로 딱딱한 간(Liver)은 시로시로(Cirrhosis)

LFT — Liver Function Test — 간기능검사

Liver 간 + Function 기능 + Test 검사

간의 염증, 손상 정도를 선별, 발견, 평가하는 검사로 AST, ALT, ALP, bilirubin 등이 있음

👆 **포인트콕**

Pulmonary function test 기억하시나요? function test 앞에 기관의 이름을 넣으면 다양한 기능검사의 명칭이 된다는 점, 다시 한 번 기억해주세요.

> 참고 PFT(Pulmonary Function Test) 폐기능검사
> TFT(Thyroid Function Test) 갑상샘기능검사

LT — Liver Transplantation — 간이식

Liver 간 + Transplantation 이식

환자의 간을 모두 제거하고 그 자리에 공여 받은 건강한 간을 대치하는 것을 의미함

👆 **포인트콕**

앞서 Pulmonary transplantation, Heart transplantation 기억하시나요? 자주 출제되는 빈출용어라는 느낌이 팍! 오실 거예요. 다시 한 번 암기하도록 해요.

LUQ — Left Upper Quadrant — 좌측 상부 1/4

Left 왼쪽의 + Upper 위쪽의, 상부의 + Quadrant 사분면

배꼽을 중심으로 4분면으로 나눈 부위 중 하나로 좌측 상부 1/4

📒 **암기꿀팁**

Quadrant는 quattuor에서 유래됐어요. 배스킨라빈스의 쿼터(4가지 맛)를 생각하며 4분면을 기억해주세요.

> 참고 복부 4분면 명칭
> LUQ(Left Upper Quadrant) 좌측 상부 1/4
> LLQ(Left Lower Quadrant) 좌측 하부 1/4
> RUQ(Right Upper Quadrant) 우측 상부 1/4
> RLQ(Right Lower Quadrant) 우측 하부 1/4

PTBD   Percutaneous Transhepatic Biliary Drainage   경피경간담도배액술

★★★

Percutaneous 피부를 통한 + Transhepatic 경간의 + Biliary 담즙의 + Drainage 배액술

피하를 통해 배액관을 담도까지 삽입하여 담즙을 체외로 배액하거나 담석 제거, 협착 부위 확장 등을 시행함

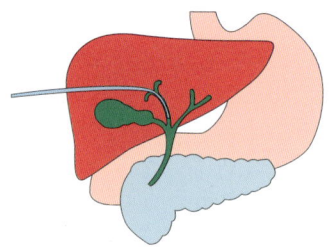

📒 암기꿀팁

피(P)부를 통해(경피) 튜브(T)를 간과 담도에 넣어(경간담도) 배(B)로 내보내는 배액술(D)

P 피(P)부를 통해(경피)   T 튜브(T)를 간과 담도에 넣어(경간담도)
B 배(B)로 내보내는   D 배액술(D)

TACE   Transcatheter Arterial ChemoEmbolization   간동맥화학색전술

Transcatheter 도관을 통한 + Arterial 동맥 + ChemoEmbolization 화학색전술

간암 치료를 위해 색전 물질과 항암제를 혼합하여 간동맥과 간세포에 직접 주입(색전 물질로 혈관을 막아 항암제를 가둠)

📒 암기꿀팁

요즘 트렌드(Trans)인 카페(catheter) 아테리(Arterial)에서 케모마일(Chemo) 마시고 엠보싱(Embolization) 좋은 차를 타세(TACE)요.

T 트렌드(Trans)인 카페(catheter)
A 아테리(Arterial)에서
C 케모마일(Chemo) 마시고
E 엠보싱(Embolization) 좋은 차를 타세(TACE)요.

UGI　　Upper GastroIntestinal　　상부위장관

Upper 위쪽의, 상부의 + GastroIntestinal 위장관의

소화기관의 상부에 위치한 장기로 식도, 위, 십이지장을 이르는 말

👆 **포인트콕**
임상에서 대화할 때는 Upper GI 라고 부르기도 해요.

Abdominal distension　　복부팽만

Abdominal 복부의 + Distension 팽만

여러 원인으로 배가 팽창하는 것

📁 **암기꿀팁**
디게 많은 텐션(distension)! 팽만!

Abdominal paracentesis　　복부천자, 복강천자

Abdominal 복부의 + paracentesis 천자

진단 또는 치료 목적으로 주사바늘이나 카테터를 복강 내로 삽입하여 복수를 채취하는 것

Anorexia　　식욕부진

여러 원인으로 인해 식욕이 감퇴되어 있는 상태

📁 **암기꿀팁**
아(A)! 노란색(norexia) 음식은 식욕을 떨어뜨려(식욕부진)

Carminative enema　　가스배출관장, 구풍관장

Carminative 위장 내의 가스를 배출하는 + enema 관장

장 내 가스배출과 복부팽창을 경감하기 위해 시행하는 관장

Constipation   변비

배변이 3~4일에 한 번 미만인 경우

👆 **포인트콕**

변비와 설사는 반대되는 배변양상을 의미하는 용어입니다. 그렇다보니, 한 가지 용어를 시작으로 반대되는 용어를 꼬리질문할 수 있어요. 헷갈리지 않도록 정확히 암기해주세요.

> 참고   Diarrhea 설사

Crohn's disease   크론병

소화기관 전체(구강~항문까지)에 침범하는 원인 불명의 만성 염증성 장 질환. 호전과 악화를 반복함

👆 **포인트콕**

질환의 정의 및 중재가 주로 출제되는 의학용어입니다. 용어 뿐만 아니라 관련 내용까지 폭넓게 학습해주세요.

Diarrhea   설사

비정상적으로 묽은 변이 배출되는 것

📁 **암기꿀팁**

설사 때문에 죽겠다. 다이야(Diarrhea)

Dumping syndrome   덤핑증후군

★★★

위 절제술 합병증 중 하나로 섭취한 다량의 음식물이 정상적인 소화과정을 거치지 못하고, 소장으로 급격히 이동하여 다양한 증상이 나타나는 상태. 오심, 구토, 현기증, 발한, 빈맥, 쇠약감, 심계항진 등의 증상이 발생

📁 **암기꿀팁**

Dump는 dumpe에서 유래되었는데, '갑자기 쏟아짐(fall suddenly)' 이라는 뜻을 갖고 있어요. 덤프트럭에서 물건들을 가득 쏟아내듯이, 위에 음식물을 쏟아냈는데 위가 작아서 소장으로 급격히 이동하는 모습을 상상하면 기억하기 쉬울 거예요.

Esophageal varix   식도정맥류

Esophageal 식도의 + varix 정맥류

간경변증의 합병증 중 하나. 간의 주요 혈관으로 유입되는 혈류를 손상, 변화시켜 문맥성 고혈압이 발생하여 문맥으로 혈류를 보내는 위장관에도 울혈 현상이 나타나 정맥류가 발생하며, 식도에 나타나는 것을 식도정맥류라 함. Esophageal Varices(Varix의 복수)로 사용하기도 함

Hematemesis   토혈

★★★   Hemat 혈액의 + emesis 구토

소화관 내 대량 출혈이 발생하여 피를 토하는 것. 식도, 위, 십이지장의 상부위장관 출혈을 암시. 암갈색을 띰

👆 포인트콕

Hemoptysis(객혈)와 비슷한 용어라 헷갈리기 쉬우니 정확히 암기합니다. 간혹 면접에서 용어와 의미, 차이점을 물어보기도 한다고 했었죠? 용어의 한글 뜻뿐만 아니라 어떤 점이 다른지도 확실하게 학습합니다.

> 참고   hematemesis: 식도 위장관과 같이 소화기 계통에서의 출혈로 발생
>   전구증상(오심, 구토), 적갈색
>   hemoptysis: 기도나 폐와 같이 호흡기 계통에서의 출혈로 발생
>   전구증상(기침), 선홍색

Hematochezia   혈변

★★★   Hemato 혈액의 + chezia 배변

하부 위장관(소장, 대장, 직장) 출혈 시 발생, 선홍색의 피가 섞여 나오며, 출혈 부위가 항문에 가까울수록 선홍색을 띰

📂 암기꿀팁

해미(Hema)는 선홍색 토마토 케이크(tochezia)를 좋아해.

Hepatitis　　　　　　　　　　　　간염

Hepat 간의 + -itis 염증

간 조직에 생기는 염증을 통틀어 이르는 말

Hernia　　　　　　　　　　　　탈장

장기가 본래의 자리에 있지 않고 다른 조직을 통해 돌출 또는 탈출되는 증상을 의미함. 복벽에서 주로 발생하고, 서혜부 탈장이 가장 흔하게 발생함

📁 **암기꿀팁**

헐(Her)~ (장 안이 아)니아(nia)?

Intussusception　　　　　　　　　　　　장중첩증

장의 한 부분이 윗부분의 장 속으로 들어간 것을 의미. 급작스러운 심한 복통, 복부팽만, 우상복부에 소시지 모양의 덩어리, 담즙 섞인 구토, 점액성 혈변의 증상이 나타남

📁 **암기꿀팁**

'Intussusception'에서 'ssuscep' 부분에 'ss', 'sc'가 들어가니 스펠링에 유의해주세요.

Ileus　　　　　　　　　　　　장폐색증

장이 막혀 장 내용물의 흐름이 부분적 또는 전체적으로 막히는 것

📁 **암기꿀팁**

장이 막히면(장폐색증) 장 안에 있는 일꾼들이 쉴 수 있어서 올레!(Ileus)

Mcburney's sign　　　　　　　　　　　맥버니징후

Mcburney's point(배꼽과 전상장골극을 연결한 가상의 선의 바깥쪽 1/3 지점)를 눌렀다 뗄 때 나타나는 통증. 충수돌기염(Appendicitis)의 특징적인 증상

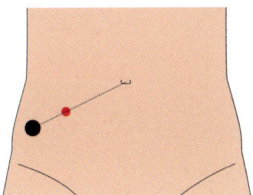

📁 **암기꿀팁**

맥도날드(Mc) 토끼 버니(burney)가 깡충깡충 눌렀다 떼니 아프네!

Melena　　　　　　　　　　　흑색변

★★★　상부위장관 출혈 시 발생. 검은색의 대변 양상

📁 **암기꿀팁**

Melas라는 단어에서 유래했어요. melas의 뜻은 검정색(black)이에요.

검은색은 매혹적이야(Melena)

Murphy's sign　　　　　　　　　　　머피징후

우측 늑골 밑을 가볍게 누른 상태에서 숨을 깊게 들이 마실 때 심한 통증이 나타남
담낭염(Cholecystitis)의 특징적인 증상

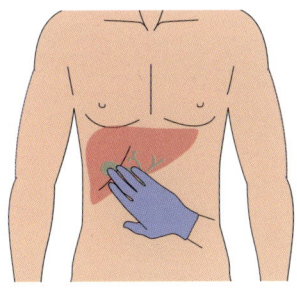

Pancreatitis   췌장염

Pancreat- 췌장 + -itis 염

십이지장으로 배설되지 못한 췌장효소가 췌장 안에서 활성화되어 췌장세포의 자가소화를 유발하는 급성 염증상태

Peritonitis   복막염

Periton- 복막의 + -itis 염

소화성 궤양의 천공, 충수 파열, 장 괴사, 게실 천공 등의 합병증

Polypectomy   용종절제술

Polyp 용종 + -ectomy 절제술

장 점막 표면 또는 장벽 내벽에서의 비정상적인 성장 또는 돌출되어 있는 용종을 제거하는 것

 암기꿀팁

Ectomy는 ek 밖으로(out) + tomy 자르다(to cut)의 합성어로 절제술이라는 의미를 갖고 있어요.

참고 -ectomy의 예시
    gastrectomy 위절제술
    hepatectomy 간절제술
    appendectomy 충수절제술

MEMO

03 소화기계 / 병원 취업 기출예상용어

AC Abdominal Circumference 배둘레, 복부둘레

Abdominal 복부의 + Circumference 둘레

양발 간격을 적당히 벌리고 서서 숨을 편안히 내쉰 상태에서 갈비뼈 가장 아래 위치와 장골 능까지에서의 중간 부위를 줄자로 측정한 것

BA Biliary Atresia 담도폐쇄증

Biliary 담도의 + Atresia 폐쇄증

여러 이유로 일부분 또는 전체의 담도가 폐쇄된 질환. 간에서 만들어진 담즙이 담도를 통해 소장으로 보내지게 되는데, 이 부분이 막혀서 담즙이 정체됨

EGC Early Gastric Cancer 조기위암

Early 조기 + Gastric 위의 + Cancer 암

위암에서 종양의 침범 깊이가 점막 또는 점막하층에 국한되는 경우를 의미

EVL Endoscopic Variceal Ligation 내시경적정맥류결찰술

Endoscopic 내시경의 + Variceal 정맥류의 + Ligation 묶음, 결찰

내시경을 통해 출혈의 원인이 되는 정맥류를 결찰하는 시술. 식도정맥류 출혈의 효과적인 치료로 사용됨

GFS   **GastroFiberScopy**   위내시경

Gastro 위의 + FiberScopy 내시경

식도 및 위, 십이지장에 내시경을 삽입하여 관찰하며 필요시 조직 검사를 통해 이상 유무를 확인하는 검사

LGP sono   **Liver Gallbladder Pancreas sonography**   간담낭췌장초음파

Liver 간 + Gallbladder 담낭 + Pancreas 췌장 + sonography 초음파검사

간, 담낭, 췌장의 크기와 형태, 위치 등을 초음파기기를 이용하여 확인하는 검사

NEC   **Necrotizing Enterocolitis**   괴사성소장대장염

Necrotizing 괴사성의 + Enterocolitis 소장대장염

소장이나 대장에 생기는 괴사성 장염으로 여러 원인에 의해 발생할 수 있으며 주로 신생아에게 발생함

PCNA   **PerCutaneous Needle Aspiration**   경피적침흡인술

PerCutaneous 피부를 통한 + Needle 바늘, 침 + Aspiration 흡인

가느다란 바늘을 넣어 세포를 채취하여 현미경상으로 세포를 확인하는 방법

STG   **SubTotal Gastrectomy**   대부분위절제술

SubTotal 부분적인 + Gastrectomy 위절제술

위의 일부를 제거하는 수술

UC　　**Ulcerative Colitis**　　　　　　　　　　궤양성대장염

　　　　Ulcerative 궤양성의 + Colitis 대장염

　　　　대장 점막 또는 점막하층에 국한된 염증을 특징으로 하는 원인 불명의 만성 염증성 장 질환

UGIS　　**Upper GastroIntestinal Series**　　　상부위장관조영술

　　　　Upper 위쪽의, 상부의 + GastroIntestinal 위장관의 + Series 연속

　　　　조영제를 섭취한 후 식도, 위, 십이지장을 X-선 촬영하여 이상 여부를 확인하는 검사

Anal fistula　　　　　　　　　　　　　　　　항문루, 치루

　　　　Anal 항문의 + fistula 누공

　　　　항문 또는 직장 부위에 누공이 생기고 분비물이 나오는 상태

Anastomosis　　　　　　　　　　　　　　　문합(술), 연결(술)

　　　　위와 장, 장과 장, 혈관과 혈관 사이 등의 몸속의 장기들을 맞물려 잇는 것

Anus　　　　　　　　　　　　　　　　　　　항문

　　　　직장에서 이어지며 소화기관의 마지막 신체 부위

Appendectomy　　　　　　　　　　　　　　충수절제술

　　　　Appendix 충수 + ectomy 절제술

　　　　외과적인 방법으로 충수 부위를 절개하는 수술로 급성 충수염, 만성 충수염 등의 치료에 행하는 수술

Appendicitis   충수염

    Appendix 충수 + itis 염증

    맹장 끝 충수에 염증이 발생한 것

Appendix   충수

    맹장 끝 아래에 늘어진 가는 기관

Ascending colon   상행결장

    Ascending 상행의, 위를 향한 + colon 결장

    복부의 오른쪽에 위치하는 결장의 한 부위

Ascites   복수

    복강에 액체가 차는 것

Cecum   맹장, 막창자

    큰창자(대장)가 시작하는 지점에 위치하는 주머니 모양의 한 부위

Cholangitis   담관염

    Cholangi 담관 + tis 염증

    담관 계통에 발생하는 급, 만성의 염증 질환

Cholecystectomy　　　　　　　　　담낭절제술

Cholecyst 담낭 + ectomy 절제술

담낭 질환의 치료를 위해 외과적으로 담낭을 제거하는 것

Cholecystitis　　　　　　　　　담낭염

Cholecyst 담낭 + itis 염증

담낭에 세균감염으로 발생하는 염증성 질환으로 담석, 종양 등의 원인으로 발생

Cholecystostomy　　　　　　　　　담낭조루술

Cholecyst 담낭 + ostomy 개구술, 조루술

담낭부위에 구멍을 내는 것

Cholelithiasis　　　　　　　　　담석증

cholelith 담석 + sis 증

담관이나 담낭에 돌처럼 단단한 물질이 발생한 것

Colectomy　　　　　　　　　결장절제술, 대장절제술

Col 결장, 대장 + ectomy 절제술

결장(대장)에 염증, 외상 등의 병변으로 인해 부분적 또는 전체적으로 결장을 절제하는 수술법

Colitis　　　　　　　　　결장염, 대장염

Col 결장, 대장 + itis 염증

결장(대장)에 염증이 발생한 것

Colonoscopy   대장내시경검사

Colono 결장, 대장 + scopy 관찰, 검사

항문을 통하여 내시경을 삽입한 후 항문, 직장, 결장 및 소장의 말단 부위를 직접 관찰하는 검사

Colostomy   결장조루술

Colo 결장, 대장 + stomy 개구부를 외과적으로 만드는 것

결장을 직접 피부에 연결하여 외과적 통로를 만드는 것

Descending colon   하행결장

Descending 내림의, 하행의 + colon 결장

결장의 한 부위로 비장굴곡(Splenic flexure)에서 시작해 S상 결장으로 연결되는 부위

Duodenal ulcer   십이지장궤양

Duodenal 십이지장의 + ulcer 궤양

십이지장 점막이 손상되어 괴사된 점막의 결손이 점막하층 이하까지 발생하는 것

Duodenitis   십이지장염

Duoden 십이지장 + itis 염증

십이지장 점막에 염증이 발생한 것

Duodenum   십이지장

위의 유문에서 공장에 이르는 부위. 소장의 일부로 길이가 손가락 마디 12개를 늘어놓은 것 같다 하여 십이지장이라는 이름으로 붙여짐

Dyspepsia   소화불량

Dys 곤란 + pepsia 소화

상복부를 중심으로 하는 통증이나 불쾌감이 있으면서 역류로 인한 증상이 아닐 때를 의미함

Enteritis   장염

Enter 장의 + itis 염증

장 점막을 침범하는 염증

Enterocolitis   소장결장염, 소장대장염

Entero 장의 + col 결장, 대장 + itis 염증

소장과 결장 양쪽을 모두 침범하는 염증

Esophagus   식도

인두와 위 사이에 약 25cm 가량의 소화관 일부를 의미함. 입으로 섭취한 음식물을 위로 보내는 통로 역할

Gallbladder   담낭

Gall 담즙 + bladder 주머니

간에서 분비하는 담즙을 일시적으로 저장, 농축하는 주머니

Gallstone   담석

Gall 담즙 + stone 결석

담관이나 담낭에 발생하는 돌처럼 단단한 물질

Gastrectomy   위절제술

Gastr 위 + ectomy 절제술

위암이나 위궤양 등과 같은 질병이 있을 때 환부를 잘라내는 수술

Gastric lavage   위세척

Gastric 위 + lavage 세척

위 안에 약물, 독성물질, 음식 찌꺼기 등을 제거하기 위해 위의 내용물을 씻어 내는 과정

Gastric ulcer   위궤양

Gastric 위 + ulcer 궤양

위 점막이 손상되어 조직의 결손이 점막층을 넘어 점막하층 또는 그 이하까지 발생한 상태

Gastritis   위염

Gastr 위 + itis 염증

위 점막의 염증성 병의 총칭

Gastroduodenitis   위십이지장염

Gastro 위 + duoden 십이지장 + itis 염증

위와 십이지장에 발생한 염증

Gastrostomy   위조루술

Gastro 위 + stomy 개구부를 외과적으로 만드는 것

영양을 공급하거나 감압을 위해 위에 인공적으로 구멍을 내는 수술

Hemoperitoneum　　　　　　　　　　　복강내출혈

Hemo 혈액 + peritoneum 복막

복강 내에 발생한 출혈로 복강 안에 피가 고이는 것을 의미함

Hemorrhoid　　　　　　　　　　　치핵, 치질

Hemo 혈액 + rrhoid 흐르다

항문 및 항문 주위 정맥 얼기가 정맥자루처럼 확장된 것

Hepatic portal vein　　　　　　　　　　　간문맥

Hepatic 간의 + portal 문맥 + vein 정맥

위장관과 간 사이의 혈관으로 간에 영양을 공급해주는 대혈관

Hepatoma　　　　　　　　　　　간암

Hepat 간 + oma 종

간세포에서 발생하는 간세포암을 의미하며 일반적으로 간암을 의미함

Hepatomegaly　　　　　　　　　　　간비대

Hepato 간 + megaly 비대

간이 정상보다 큰 상태

Ileum　　　　　　　　　　　회장

공장에서 이어지는 소장의 마지막 부분으로 복강의 오른쪽 아래에 위치함

Jaundice 황달

황색의 담즙색소가 몸에 필요 이상으로 과다하게 축적되어 공막이나 피부, 점막 등에 노랗게 착색되는 것

Jejunum 공장, 빈창자

소장 부위 중 하나로 십이지장과 회장 사이에 위치함. 음식물의 소화와 흡수가 활발하게 이루어짐

Laparoscopy 복강경검사

Laparo 복부, 복벽의 + scopy 관찰, 검사

복벽에 작은 절개로 가느다란 복강경을 삽입하여 복강 내 장기를 육안으로 관찰하는 검사 방법

Liver biopsy 간생검

Liver 간 + biopsy 생검

가느다란 주사침을 삽입하여 간 조직을 소량 채취해 현미경 등으로 확인하는 검사 방법

기출 핵심 의학용어 TEST

Q. 빈칸에 들어갈 알맞은 내용을 쓰세요.

		Full term	의미
01	AGC		
02			식도위십이지장 내시경술
03	ERCP		
04			위식도역류질환
05			간경화
06	PTBD		
07			복부천자, 복강천자
08		Anorexia	
09			변비
10		Esophageal varix	
11			토혈
12			혈변
13		melena	
14			췌장염
15		Peritonitis	

Answer
01. Advanced Gastric Cancer, 진행성위암   02. EGD, EsophagoGastroDuodenoscopy
03. Endoscopic Retrograde CholangioPancreatography, 내시경역행담췌관조영술
04. GERD, GastroEsophageal Reflux Disease   05. LC, Liver Cirrhosis
06. Percutaneous Transhepatic Biliary Drainage, 경피경간담도배액술   07. Abdominal paracentesis
08. 식욕부진   09. Constipation   10. 식도정맥류   11. Hematemesis   12. Hematochezia   13. 흑색변
14. Pancreatitis   15. 복막염

기출 예상 의학용어 TEST

Q. 빈칸에 들어갈 알맞은 내용을 쓰세요.

		Full term	의미
01	EGC		
02	EVL		
03			궤양성대장염
04	UGIS		
05			충수절제술
06			복수
07		Cholecystitis	
08		Colectomy	
09			대장내시경검사
10		Gastric ulcer	
11		Hemoperitoneum	
12		Hemorrhoid	
13			황달

Answer
01. Early Gastric Cancer, 조기위암 02. Endoscopic Variceal Ligation, 내시경적정맥류결찰술
03. UC, Ulcerative Colitis 04. Upper GastroIntestinal Series, 상부위장관조영술 05. Appendectomy
06. Ascites 07. 담낭염 08. 결장절제술(대장절제술) 09. Colonoscopy 10. 위궤양 11. 복강내출혈
12. 치핵(치질) 13. Jaundice

알쏭달쏭 의학용어

1. ERCP에서 역행이라는 말은 왜 붙는거죠?

일반적으로 담즙이 간에서 생성되어 담낭을 지나 담관을 통해 십이지장으로 흘러가는데, ERCP 검사에서는 조영제를 반대 방향으로, 즉 십이지장에서 담관을 통해 담낭으로 투여하기 때문에 역행이라는 단어가 들어가게 되었어요.

2. 항상 헷갈리는 PTBD!

배액관을 경피로 삽입하여 간 내의 담도에 위치하게 하여 담즙을 체외로 배출시키는 시술을 의미해요. 담도가 폐쇄되거나 좁아져 담즙이 제대로 흐르지 못하는 경우 등에서 사용할 수 있어요. 배액관이므로 배액관 관리와 배액 양상을 확인하는 것이 중요해요.
담즙이 만약 십이지장으로 제대로 흐르지 못하여 혈관 속으로 흡수되는 경우 황달이 발생하게 되고, 피부에 축적되는 경우 소양증 등의 증상이 나타나게 돼요.

3. 색전술(Embolization)이란 무엇인가요?

색전술이란 색전 물질을 사용하여 인위적으로 혈관을 폐색, 병변의 혈류를 차단하여 병변을 제거하거나 출혈이 되는 부위를 지혈하는 치료의 한 방법을 의미합니다. 병변의 부위, 양상에 따라 입자, 액체, 금속 등의 다양한 색전 물질을 사용할 수 있어요.

1) BAE(Bronchial Artery Embolization) 기관지동맥색전술
객혈 시 원인이 되는 혈관을 찾아 색전술을 시행하여 일시적 혹은 영구적인 지혈을 기대할 수 있는 치료방법

2) RAE(Renal Artery Embolism) 신동맥색전술
신장암일 때, 신장으로 연결된 동맥을 차단하여 암세포조직으로 혈액이 흐르지 않게 하는 치료방법

3) TACE(Transcatheter Arterial ChemoEmbolization) 간동맥화학색전술

간암은 동맥을 통해 혈류를 공급받는 것으로 알려져 있어요. 이를 차단하기 위해 색전 물질과 항암제를 혼합하여 간동맥과 간세포에 직접 주입하는 치료를 시행할 수 있습니다. 이러한 치료법을 TACE라고 해요. 이러한 치료법은 암세포조직으로의 혈류 공급을 차단해주고 항암제를 정체시키는 효과를 갖습니다.

4. 비슷한 단어 ectomy, stomy, tomy?

세 가지 용어는 비슷한 것 같지만 각기 다른 뜻을 갖고 있어요. 어떤 의미를 갖고 있는지 함께 확인해볼게요.

ectomy는 절제라는 뜻이에요. 일부를 잘라서 제거한다는 뜻으로 쓰이고 있어요.

stomy는 구멍을 만드는 것으로 개구술, 누공술을 의미합니다.

tomy 절개로 날카로운 도구로 조직을 베어서 여는 행위를 의미해요.

소화기계 의학용어 총정리

1. 병원 취업 최신 기출용어

약어	Full term	의미	
AGC	Advanced Gastric Cancer	진행성위암	☐
AGE	Acute GastroEnteritis	급성위장염	☐
CBD stone	Common Bile Duct stone	총담관결석	☐
EGD	EsophagoGastroDuodenoscopy	식도위십이지장 내시경술	☐
ERCP	Endoscopic Retrograde CholangioPancreatography	내시경역행담췌관조영술	☐
GERD	GastroEsophageal Reflux Disease	위식도역류질환	☐
HCC	HepatoCellular Carcinoma	간세포성암종	☐
HE	Hepatic Encephalopathy	간성뇌병증	☐
IBS	Irritable Bowel Syndrome	과민성대장증후군	☐
LC	Liver Cirrhosis	간경화	☐
LFT	Liver Function Test	간기능검사	☐
LT	Liver Transplantation	간이식	☐
LUQ	Left Upper Quadrant	좌측 상부 1/4	☐
PTBD	Percutaneous Transhepatic Biliary Drainage	경피경간담도배액술	☐
TACE	Transcatheter Arterial ChemoEmbolization	간동맥화학색전술	☐
UGI	Upper GastroIntestinal	상부위장관	☐

Full term	의미	
Abdominal Distension	복부팽만	☐
Abdominal paracentesis	복부천자, 복강천자	☐
Anorexia	식욕부진	☐
Carminative enema	가스배출관장, 구풍관장	☐
Constipation	변비	☐
Crohn's Disease	크론병	☐
Diarrhea	설사	☐

Dumping syndrome	덤핑증후군	☐
Esophageal Varix	식도정맥류	☐
Hematemesis	토혈	☐
Hematochezia	혈변	☐
Hepatitis	간염	☐
Hernia	탈장	☐
Intussusception	장중첩증	☐
Ileus	장폐색증	☐
Mcburney's sign	맥버니징후	☐
Melena	흑색변	☐
Murphy's sign	머피징후	☐
Pancreatitis	췌장염	☐
Peritonitis	복막염	☐
Polypectomy	용종절제술	☐

2. 병원 취업 기출예상용어

약어	Full term	의미	
AC	Abdominal Circumference	배둘레, 복부둘레	☐
BA	Biliary Atresia	담도폐쇄증	☐
EGC	Early Gastric Cancer	조기위암	☐
EVL	Endoscopic Variceal Ligation	내시경적정맥류결찰술	☐
GFS	GastroFiberScopy	위내시경	☐
LGP sono	Liver Gallbladder Pancreas sonography	간담낭췌장초음파	☐
NEC	Necrotizing Enterocolitis	괴사성소장대장염	☐
PCNA	PerCutaneous Needle Aspiration	경피적침흡인술	☐
STG	SubTotal Gastrectomy	대부분위절제술	☐
UC	Ulcerative Colitis	궤양성대장염	☐
UGIS	Upper GastroIntestinal Series	상부위장관조영술	☐

Full term	의미	
Anal fistula	항문루, 치루	☐
Anastomosis	문합(술), 연결(술)	☐
Anus	항문	☐
Appendectomy	충수절제술	☐
Appendicitis	충수염	☐
Appendix	충수	☐
Ascending colon	상행결장	☐
Ascites	복수	☐
Cecum	맹장, 막창자	☐
Cholangitis	담관염	☐
Cholecystectomy	담낭절제술	☐
Cholecystitis	담낭염	☐
Cholecystostomy	담낭조루술	☐
Cholelithiasis	담석증	☐
Colectomy	결장절제술, 대장절제술	☐
Colitis	결장염, 대장염	☐
Colonoscopy	대장내시경검사	☐
Colostomy	결장조루술	☐
Descending colon	하행결장	☐
Duodenal ulcer	십이지장궤양	☐
Duodenitis	십이지장염	☐
Duodenum	십이지장	☐
Dyspepsia	소화불량	☐
Enteritis	장염	☐
Enterocolitis	소장결장염, 소장대장염	☐
Esophagus	식도	☐
Gallbladder	담낭	☐
Gallstone	담석	☐
Gastrectomy	위절제술	☐

Gastric lavage	위세척	☐
Gastric ulcer	위궤양	☐
Gastritis	위염	☐
Gastroduodenitis	위십이지장염	☐
Gastrostomy	위조루술	☐
Hemoperitoneum	복강내출혈	☐
Hemorrhoid	치핵, 치질	☐
Hepatic portal vein	간문맥	☐
Hepatoma	간암	☐
Hepatomegaly	간비대	☐
Ileum	회장	☐
Jaundice	황달	☐
Jejunum	공장, 빈창자	☐
Laparoscopy	복강경검사	☐
Liver biopsy	간생검	☐

쉽고 재미있게 암기하는
간호사면접 의학용어집

04
신경계

108	최신 기출용어
116	기출예상용어
128	의학용어 TEST
130	알쏭달쏭 의학용어
132	의학용어 총정리

신경계 파트는 기출 빈도가 높은 편은 아니지만,
꾸준하게 출제되는 파트입니다.
신경계에서 많이 쓰이는 기본 용어들,
GCS, LOC 등 신경계 사정과 IICP 등의
용어들을 중심으로 관련 용어까지 포함하여
헷갈리지 않도록 암기해주세요.

04 신경계

병원 취업 최신 기출용어

CNS　Central Nervous System　중추신경계

Central 중심의 + Nervous 신경의 + System 계, 계통

신경계는 중추신경계와 말초신경계로 구분되며 중추신경계는 뇌와 척수로 구성

📁 **암기꿀팁**

씨엔에스(CNS) 회사는 센터(Central)에 넓은(Nervous) 시스템(System)을 갖고 있어.

C 센트럴(Central)에　　N 넓은(Nervous)　　S 시스템(System)

> 참고　PNS(Peripheral Nervous System) 말초신경계

CP　Cerebral Palsy　뇌성마비

Cerebral 뇌의 + Palsy 마비

출생 전, 출생 중, 출생 후의 뇌의 선천성 기형, 손상 등에 의한 영구적이며 비진행성의 운동신경 장애를 의미함

📁 **암기꿀팁**

머리를 세게(Cerebral) 파지직(Palsy)하면 뇌성마비가 생길 수 있어.

C 세게(Cerebral)
P 파지직(Palsy)하면 뇌성마비!

CSF — CerebroSpinal Fluid — 뇌척수액
★★★

Cerebro 뇌의 + Spinal 척수의 + Fluid 액

무색의 투명한 액체로 생산 및 재흡수되면서 뇌척수 공간에 일정한 양이 유지되고 있음

CVA — CerebroVascular Accident — 뇌혈관사고
★★★

Cerebro 뇌의 + Vascular 혈관의 + Accident 사고

뇌혈관의 폐쇄, 파열 등으로 뇌 혈류 감소로 인해 뇌가 손상되어 신경학적 문제가 발생하는 것

👆 **포인트콕**

Stroke라고도 해요. Stroke도 많이 나오는 의학용어 중 하나이니 반드시 함께 암기해주세요.

EEG — ElectroEncephaloGraphy — 뇌파검사

Electro 전기 + Encephalo 뇌의 + Graphy 그래프

전극을 두피에 부착 혹은 미세전극을 뇌조직에 삽입하여 대뇌 피질의 전기적 활동을 그래프로 나타내는 검사

📂 **암기꿀팁**

이(E)쪽 머리에 붙이고 이(E)쪽 머리에도 붙여서 지지직(G) 뇌의 전기파를 검사하는 방법

E 이(E)쪽 머리에 붙이고
E 이(E)쪽 머리에도 붙여서
G 지지직(G) 뇌의 전기파를 검사하는 방법

EVD — External Ventricular Drainage — 뇌실외배액
★★★

External 체외 + Ventricular 뇌실, 심실 + Drainage 배액

뇌실 내 카테터를 삽입하여 뇌척수액을 체외로 배액하는 것

📂 **암기꿀팁**

이비디(EVD)바비디부! 두개내압이 마법처럼 낮아졌어요!

EMG ElectroMyoGraphy 근전도검사

Electro 전기 + Myo 근육의 + Graphy 그래프

신경과 근육에서 발생하는 전기적 신호를 분석해 말초신경이나 신경 주변 및 근육의 이상 여부를 확인하는 검사

👆 **포인트콕**

심전도검사와 비슷한 용어인 근전도검사예요. 근전도검사는 심전도검사만큼 자주 출제되는 용어는 아니지만, 간혹 출제되고 있으므로 암기하는 것이 필요합니다. 근육을 뜻하는 'Myo'가 중간에 들어가면서 EMG가 되었어요. 간단하게 암기해주세요.

GCS Glasgow Coma Scale 글라스고우혼수척도

★★★

Glasgow 글라스고우 + Coma 혼수 + Scale 척도

환자의 의식 상태 및 전반적 상태를 평가하는 도구. 눈뜨기(Eye opening), 언어 반응(Verbal response), 운동 반응(Motor response) 3가지 사정 척도로 구성됨

👆 **포인트콕**

GCS는 full term 및 정의, 종류를 질문하는 경우가 많습니다. 3가지 사정 척도인 눈뜨기(Eye opening), 언어 반응(Verbal response), 운동 반응(Motor response)을 꼭 암기해두어야 해요. 이외 어떤 상태일 때 몇 점에 해당하는지 각 사정 척도의 분류 기준 또한 함께 암기해주세요!

HNP Herniation of Nucleus Pulposus 수핵탈출증

Herniation 탈출 + of -의 + Nucleus 핵 + Pulposus 걸쭉한, 즙이 많은

척추뼈와 척추뼈 사이에 존재하는 추간판의 손상으로 추간판 내부 수핵이 탈출하여 척추신경이 압박되고 그로 인해 다양한 신경학적 이상 증상이 유발되는 상태

📁 **암기꿀팁**

수핵(H)이 나(N)도 모르게 퐁(P)하고 탈출!

H 수핵(H)이
N 나(N)도 모르게
P 퐁(P)하고 탈출!

참고 hernia 탈장

ICH | IntraCerebral Hemorrhage | 뇌내출혈

★★★ Intra 안, 내부 + Cerebral 뇌의 + Hemo- 혈액의 + -rrhage 파열, 이상 배출

뇌 내부 또는 주위에 출혈이 발생한 것

📁 **암기꿀팁**
아이(I)고 머리를 세게(C) 박았더니 피(Hemorrhage)가 나네(뇌내**출혈**)

I 아이(I)고 머리를
CH 세게(C) 박았더니 피(Hemorrhage)가 나네(뇌내**출혈**)

참고 hematoma 혈종

ICP | IntraCranial Pressure | 두개내압

★★★ Intra 안, 내부 + Cranial 두개의 + Pressure 압력

두개 내 용적은 뇌조직, 혈액, 뇌척수액으로 구성되며, 이 용적으로 생기는 압력을 의미함

참고 ICP 정상범위 5~15mmHg

IICP | Increased IntraCranial Pressure | 두개내압상승

★★★ Increased 증가한 + Intra 안, 내부 + Cranial 두개의 + Pressure 압력

두개내압이 20mmHg 이상으로 상승한 상태를 의미하며 의식수준의 변화, 쿠싱 3대 증상 등이 나타남

📁 **암기꿀팁**
올라가면(Increased) 큰일 난단 말이야! 아이씨(IC) 압력(Pressure) 좀 그만 줘!

IVH | IntraVentricular Hemorrhage | 뇌실내출혈

Intra 안, 내부 + Ventricular 뇌실 + Hemorrhage 출혈

뇌실 주변 혹은 뇌실 내 출혈이 발생한 것

LOC

★★★

Level Of Consciousness   의식수준

Level 수준 + Of -의 + Consciousness 의식

의식수준을 5단계로 분류한 방법 중 하나로 명료(Alert), 기면(Drowsy/Lethargy), 혼미(Stupor), 반혼수(Semicoma), 혼수(Coma)가 있음

👆 **포인트콕**

GCS와 LOC를 이용해 환자의 의식수준을 사정하고 있어요. 면접에서는 각 용어의 full term 및 한글 뜻, 단계에 대한 내용도 질문하고 있으니 각각에 대해 확실하게 암기해주세요.

> 참고   LOC 5단계: 명료, 기면, 혼미, 반혼수, 혼수
>   GCS 3가지 사정척도: 눈뜨기, 언어반응, 운동반응

SAH

★★★

SubArachnoid Hemorrhage   지주막하출혈

Sub -의 아래에 + Arachnoid 지주막, 거미막 + Hemorrhage 출혈

지주막하(거미막하) 공간에 생기는 출혈로 동맥류 파열이 주요 원인

📁 **암기꿀팁**

지주막하는 뇌의 막 중 하나로 거미줄 모양과 비슷하다 해서 '거미막하'라고 부르기도 해요.

SDH

★★★

Subdural Hemorrhage   경막하출혈

Sub -의 아래에 + dural 경막의 + Hemorrhage 출혈

뇌를 둘러싸고 있는 경막의 아래쪽에 출혈이 발생한 것을 의미함

📁 **암기꿀팁**

서브(Sub)웨이에서 드라(dural)큘라가 출혈을 보이고 있어(Hemorrhage)
S 서브웨이에서(sub)
D 드라큘라가(dural)
H 출혈을 보이고 있어(Hemorrhage)

> 참고   경막: 뇌막의 가장 바깥쪽으로 두개골에 가장 인접한 부분

TIA　　Transient Ischemic Attack　　　　　　　일과성허혈발작

Transient 일시적인 + Ischemic 허혈의 + Attack 발작

일시적, 국소적인 대뇌 허혈 상태로 신경계에 기능 장애를 유발하지만 가역적이며 후유증을 남기지 않는 것이 특징

Brain edema　　　　　　　　　　　　　　　　뇌부종

Brain 뇌 + edema 부종

뇌 실질 내의 수분 함량이 비정상적으로 증가하여 뇌조직 용적이 증가한 상태

📁 **암기꿀팁**

이게(e) 되게(de) 부었구마(ma)! edema는 수분을 먹어서 커진 부종!

Cerebral infarction　　　　　　　　　　　　　　뇌경색

Cerebral 뇌의 + infarction 경색

뇌졸중의 한 종류. 뇌혈관의 폐색으로 뇌에 혈액 공급량이 감소하면서 뇌의 괴사가 진행되어 비가역적 손상이 일어나는 질환

📁 **암기꿀팁**

인상 팍(infarction)! 뇌경색!

Delusion　　　　　　　　　　　　　　　　　　망상

반박할 수 없는 증거가 제시되어도 사실이 아닌 것을 사실이라고 생각하는 믿음

📁 **암기꿀팁**

데굴데굴(Delusion) 굴러가는 망상이 보여

참고　Delirium 섬망

Dysarthria 구음장애

Dys 어려운, 나쁜 + arthria 또렷이 말하다, 발음하다

발음 능력이 불완전한 것을 의미하며 말할 때 사용하는 근육의 쇠약 또는 조절의 어려움이 있을 때 발생함. 이해하기 어려운 느리거나 불분명한 말을 하기도 함

📩 암기꿀팁

디스(Dys)를 아스(arth)라고 소리 내는 리아(ria)는 구음장애야

Epilepsy 뇌전증

특별한 원인 없이 만성적으로 발작(Seizure)이 나타나는 상태

📩 암기꿀팁

간질간질(간질) 간지럽혔더니 애(E)가 갑자기 필(pil) 받아서 랩을 시작하네(lepsy)

참고 '뇌전증'의 전 용어: 간질

Hemiparalysis 편마비

★★★

Hemi- 반의 + paralysis 마비

대뇌 피질 운동영역 또는 추체로 손상으로 발생하며, 신체 한편의 완전 쇠약 또는 마비를 의미, Hemiplegia와 같은 의미로 쓰임

👆 포인트콕

Hemiplegia는 신체 한편에, Paraplegia는 상체는 이상 없이 양측 하지의 좌우 대칭적 운동마비를 의미합니다. 둘의 단어가 비슷해 헷갈릴 수 있으니 아래 그림과 함께 기억하도록 해요. 쉽게 암기할 수 있는 꿀팁 하나 더! Hemiplegia의 'H'는 사람의 서 있는 모습이라 생각하고 신체 한편의 마비로 연결해서 암기합니다. Paraplegia는 'P'가 상체는 동그랗게 정상인데 하지가 빈약한 것으로 연상하여 양측 하지의 마비라고 기억해주세요.

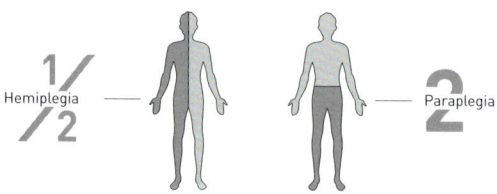

Meningitis 뇌막염

Mening 뇌막 + itis 염증

세균, 바이러스 등이 침입하여 뇌와 척수를 싸고 있는 수막에 염증이 발생한 것을 의미함

Radial nerve 요골신경

Radial 요골 + nerve 신경

팔에 운동 및 감각 기능을 제공하는 말초신경. 요골 신경에 장애 발생 시 팔, 손목, 손가락 운동 이상과 감각이상이 발생

참고 Ulnar nerve 척골신경

Spinal tap 척추천자, 요추천자

★★★

Spinal 척추의 + tap 바늘을 삽입해 내용물을 빼냄

뇌척수액을 제거하거나 진단 목적의 채취, 검사를 위한 조영제 투여 등 여러 목적으로 요추 3~4번 또는 4~5번의 지주막하 공간에 천자 바늘을 삽입하는 것

🖐 포인트콕

요추천자 용어뿐 아니라 이와 관련된 중재도 함께 자주 출제되고 있어요. 용어의 한글뜻과 더불어 요추천자의 자세, 요추천자 후 중재 등에 대해서도 함께 암기하는 것을 추천합니다.

참고 동의어 lumbar puncture
요추천자 자세: 측위 상태에서 등을 구부리게 함

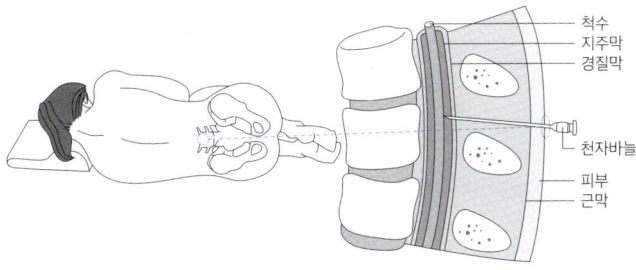

04 신경계 / 병원 취업 기출예상용어

AVM ArterioVenous Malformation 동정맥기형

Arterio 동맥 + Venous 정맥 + Mal 나쁜, 잘못된 + formation 형성

동맥과 정맥 사이에 모세혈관이 정상적으로 형성되지 못한 것으로 주로 선천적으로 발생

BBB Blood Brain Barrier 혈액뇌장벽

Blood 혈액 + Brain 뇌 + Barrier 장벽

혈액과 뇌를 둘러싼 액체 사이에 있는 장벽으로 선택적 투과성을 가짐

CJD Creutzfeldt-Jakob Disease 크로이츠벨트-야콥병

Creutzfeldt-Jakob 크로이츠벨트-야콥 + Disease 질환

중추신경계를 침범하는 바이러스성 감염질환으로 뇌에 해면 모양 변성을 일으키며 아급성으로 진행함. 인지기능 저하(치매), 근간대경련등이 특징적으로 나타남

DTR Deep tendon reflex 심부건반사

Deep 깊은, 심부 + tendon 힘줄, 건 + reflex 반사

반사망치로 건을 빠르게 쳐서 근육 수축을 확인하는 검사

EDH EpiDural Hematoma 경막외혈종

Epi - 주변, ~위에 + Dural 경막의 + Hematoma 혈종

뇌를 둘러싸고 있는 경막의 동맥이나 정맥에 출혈이 발생하여 두개골과 경막 사이의 경막외 공간에 혈괴가 형성된 것

GBS   **Guillain-Barre Syndrome**   길랑-바레증후군

Guillain-Barre 길랑-바레 + Syndrome 증후군

말초신경과 뇌신경을 침범하는 염증성 질환으로 정확한 원인은 불분명함

GTCS   **Generalized Tonic-Clonic Seizure**   전신강직간대발작

Generalized 전신의, 일반적인 + Tonic 긴장의 + Clonic 간대성의 + Seizure 발작

대발작이라고도 하며 성인에서 가장 흔한 발작. 굴곡 → 신전 → 진전 → 간대 → 발작 후(5단계)로 진행

MCA   **Middle Cerebral Artery**   중대뇌동맥

Middle 중간 + Cerebral 뇌의 + Artery 동맥

내경동맥에서 분리되며 뇌의 전두엽, 측두엽, 두정엽 등 광범위한 부위에 혈액을 공급

MG   **Myasthenia Gravis**   중증근무력증

Myasthenia 근무력증 + Gravis 심각한, 무거운

근육과 신경접합부 사이의 연결부위 이상으로 골격근을 침범하는 질환

MR   **Mental Retardation**   지적장애

Mental 정신의 + Retardation 지연, 지체

발달적 시기에 시작하며 개념적, 사회적, 시행적 영역에서 지적, 적응 기능에 모두 결함이 있는 상태

| **MS** | **Multiple Sclerosis** | 다발성경화증 |

Multiple 다발의, 다수의 + Sclerosis 경화증

신경축삭을 둘러싸고 있는 수초의 파괴로 신경축삭을 통한 신경전달이 제대로 되지 않아 발생하는 뇌와 척수의 전도장애

| **PCA** | **Posterior Cerebral Artery** | 후대뇌동맥 |

Posterior -뒤의, -후의 + Cerebral 뇌의 + Artery 동맥

후두엽, 측두엽 내측부, 해마, 중뇌, 시상부 등에 혈류를 공급하는 뇌동맥

| **PD** | **Parkinson Disease** | 파킨슨병 |

Parkinson 파킨슨 + Disease 질환

진행성으로 나타나는 만성 퇴행성 질환으로 뇌의 신경절 내 도파민의 부족으로 발생

| **PNS** | **Parasympathetic Nervous System** | 부교감신경계 |

Parasympathetic 부교감신경의 + Nervous 신경의 + System 계, 계통

자율신경계 중 하나로 신경전달물질을 분비하며 교감신경과 길항작용을 함

| **PNS** | **Peripheral Nervous System** | 말초신경계 |

Peripheral 말초의 + Nervous 신경의 + System 계, 계통

감각을 받아들여 중추신경으로 전달하고 중추신경의 운동자극을 몸에 전달하는 역할을 함

| **Sz** | **Seizure** | 발작 |

대뇌에서 비정상적인 전기의 발생으로 나타나는 모든 임상증상

TFCA　　**TransFemoral Cerebral Angiography**　　경대퇴뇌혈관조영술

TransFemoral 대퇴골경유의 + Cerebral 뇌의 + Angiography 혈관조영술

대퇴동맥을 통해 카테터를 뇌혈관까지 삽입한 후 조영제를 주입하여 혈관을 관찰하는 검사

VP-shunt　　**VentriculoPeritoneal shunt**　　뇌실복강단락술

Ventriculo 뇌실 + Peritoneal 복막의 + shunt 단락

뇌척수액의 흡수가 잘되지 않거나 과잉생산되는 경우 치료를 위해 뇌실과 복막 사이에 튜브를 끼워 넣어 뇌척수액이 복강으로 흐르도록 하는 수술

Ataxia　　운동실조

운동거리 조절이상, 근육협동장애, 되풀이운동장애, 율동장애, 활동진전이 복합되어 나타나는 임상양상

Aura　　전조

대개 발작 중 먼저 나타나는 주관적인 증상

Brain death　　뇌사

Brain 뇌 + death 사망, 사

뇌간을 포함한 뇌기능이 완전히 정지되어 회복이 불가능한 상태

Brainstem　　뇌줄기, 뇌간

Brain 뇌 + stem 줄기, 간

줄기 모양의 뇌 구조로 대뇌, 소뇌 및 기타 신체 부위를 연결하는 많은 정보가 지나가는 부위

Cerebellum   소뇌

> 뇌의 한 부분으로 뒤쪽에 위치하며 신체 균형 유지, 근육의 운동 등을 담당

Cerebral aneurysm clipping   뇌동맥류결찰술

> Cerebral 뇌의 + aneurysm 동맥류 + clipping 결찰술

> 뇌동맥류의 근위부 또는 원위부를 임시적 클립을 이용하여 동맥류로 가는 혈류를 일시적으로 차단하는 것

Cerebral concussion, Brain concussion   뇌진탕

> Cerebral, Brain 뇌 + concussion 진탕

> 외부의 물리적 충격으로 뇌 구조물의 변화는 없이 나타나는 뇌의 일시적 기능부전

Cerebral contusion, Brain contusion   뇌좌상

> Cerebral, Brain 뇌 + contusion 좌상, 타박상

> 외부의 물리적 충격으로 뇌 실질에 출혈이 발생한 상태

Cerebral hemorrhage   뇌출혈

> Cerebral 뇌의 + hemorrhage 출혈

> 뇌 조직 안의 혈관이 터져 출혈이 발생하는 뇌혈관장애

Cerebrum   대뇌

> 뇌의 가장 큰 부분으로 사고와 행동의 결정 등을 수행함

Cervical nerve
목신경, 경신경

Cervical 목의, 경부의 + nerve 신경

척추 신경 가운데 목 부분에 위치한 8쌍의 신경

Coccygeal nerve
꼬리신경, 미골신경

Coccygeal 꼬리, 미골의 + nerve 신경

척추 신경의 가장 마지막 신경으로 1쌍으로 이루어짐

Coma
혼수

외부 자극에 의식적인 반응 및 자발적인 신경 활동이 없는 무의식 상태

Convulsion
경련

의도치 않게 급격히 골격근이 수축하는 현상

Cortex
피질

장기의 겉을 덮고 있는 구조로 속질과 구분됨

Cramp
경련, 근육경련

통증을 동반하는 근육의 수축

Craniectomy
두개절제술

Crani 두개 + ectomy 절제술

두개골 일부를 외과적으로 제거하는 수술

Dysphagia　　　　　　　　　　　　　　　　　연하곤란

Dys 곤란, 악화 + phagia 연하

음식물이 구강~식도를 통해 위장 내로 이동하는 데 장애가 있는 상태

Encephalitis　　　　　　　　　　　　　　　뇌염

Encephal 뇌 + itis 염증

뇌의 염증성 질환으로 뇌 실질뿐만 아니라 뇌막, 척수, 말초신경에도 발생함

Frontal lobe　　　　　　　　　　　　　　전두엽, 이마엽

Frontal 앞부분의, 이마 + lobe 엽

대뇌 반구의 전방에 위치한 뇌엽으로 대뇌피질을 구성하는 주요 부위

Gag reflex　　　　　　　　　　　　　　　　구역반사

Gag 구역 + reflex 반사

목, 인두를 자극했을 때 나타나는 반사작용으로 이물질을 제거하고 기도를 보호해줌

Ganglion　　　　　　　　　　　　　　　　신경절/결절종

신경절: 신경 세포체의 집합으로 말초신경계의 구성요소
결절종: 탄성이 있는 둥근 연부조직 종양

참고　용어는 같으나 여러 의미를 갖고 있음

Generalized seizure　　　　　　　　　　　전신발작

Generalized 전신의, 일반적인 + seizure 발작

뇌 전체나 양측 반구에서 대칭적, 동시에 발작이 시작. 대부분 잠깐의 의식소실을 경험

Hemiparesis   반신불완전마비
편측부전마비

Hemi 반의 + paresis 불완전마비

신체의 반쪽 전부 또는 일부의 근력이 약화되거나 불완전한 마비가 나타나는 것

Hydrocephalus   수두증

Hydro 물, 수 + cephalus 머리, 두부

뇌척수액이 과다하게 뇌 속에 존재하는 경우로 뇌실의 확장이 특징적으로 나타남

Hypothalamus   시상하부

Hypo 낮은, 아래의 + thalamus 시상

간뇌의 일부로 제3뇌실 바깥벽과 상부에 위치하며 몸의 항상성을 조절하는 중추 역할을 함

Kyphosis   척추후만증

척추의 비정상적인 후만 변형이 나타난 상태

Lumbar nerve   허리신경, 요신경

Lumbar 허리의, 요추의 + nerve 신경

척수 신경 가운데 허리 부분에 위치한 5쌍의 신경

Medulla oblongata   숨뇌, 연수

Medulla 속질, 수질, 숨뇌 + oblongata 연수

다리뇌(교뇌)와 척수 사이에 위치하며 호흡조절, 순환, 운동 등의 생명유지 기능을 담당

Midbrain 중뇌

Mid 중간의 + brain 뇌

좌우 대뇌반구 사이에 싸여 있는 뇌줄기의 일부로 자율신경계, 체온, 혈당 등을 조절하며 청각, 시각에 대한 반사중추기능을 함

Migraine 편두통

머리 한쪽에 나타나는 일측성, 박동성의 통증으로 일정 시간 이상 지속되며 구역, 구토, 눈부심 등이 나타나는 특징적인 두통

Neuralgia 신경통

신경에서 나타나는 통증으로 몸의 신경을 따라 발생

Occipital lobe 후두엽

Occipital 후두의 + lobe 엽

뇌의 뒤쪽에 위치하며 일차적 시각중추 역할을 함

Papilledema 시신경유두부종

Papilla 유두 + edema 부종

두개내압이 상승될 때 시신경의 지주막하 공간(거미막하 공간)으로 압력이 전달되어 유두부위의 신경섬유가 종창되고 기질 부종이 동반되어 나타나는 현상

Paraplegia 양측하지마비, 대마비

Para 옆, 곁 + plegia 마비

양쪽 하지의 운동마비

Parietal lobe　　　　　　　　　　　　　마루엽, 두정엽

Parietal 마루의, 두정의 + lobe 엽

대뇌의 위쪽 후방에 위치하며 체성감각을 처리하고 크기나 모양을 인지

Partial seizure　　　　　　　　　　　　부분발작

Partial 부분적인 + seizure 발작

뇌의 한 부분에서 발작이 기원하는 형태

Pons　　　　　　　　　　　　　　　　다리뇌, 교뇌

중뇌 바로 밑에 위치하며 신경정보를 전달하거나 소뇌로부터 정보를 받아들이는 중간 교통로

Pupil Size　　　　　　　　　　　　　동공크기

Pupil 동공 + Size 크기

정상 시 양측 동공 크기가 동일함

Pupillary reflex　　　　　　　　　　　동공반사

Pupillary 동공의 + reflex 반사

펜라이트로 검사함. 정상반응은 빛을 비춘 눈에서 동공이 빠르게 수축하고, 공감대광반사반응으로 반대쪽 동공도 함께 수축함

Quadriplegia　　　　　　　　　　　　사지마비

Quadri 4의 + plegia 마비

상하지 모두 마비가 발생하는 것

Sacral nerve　　　　　　　　　　　　엉치신경, 천골신경

Sacral 엉치, 천골 + nerve 신경

척수 신경 가운데 천골 부분에 위치한 5쌍의 신경

Scoliosis　　　　　　　　　　　　척추측만증

S자형으로 휘어지는 척추의 변형

Spinal cord　　　　　　　　　　　　척수

Spinal 척수의 + cord 끈, 줄, 다발

척추 내에 위치한 중추신경계의 일부분으로 뇌와 말초신경의 중간다리 역할을 함

Spinal nerve　　　　　　　　　　　　척수신경

Spinal 척수의 + nerve 신경

척수에서 갈라져 나와 온몸으로 퍼지는 신경 다발로 총 31쌍으로 구성되어 있음

Stupor　　　　　　　　　　　　혼미

계속적이고 강렬한 자극에만 반응을 나타내는 상태

Temporal lobe　　　　　　　　　　　　관자엽, 측두엽

Temporal 관자의, 측두의 + lobe 엽

대뇌의 양쪽 가에 있는 부분으로 청각정보의 처리를 담당

Thalamus 시상

간뇌의 중앙부위로 냄새를 제외한 모든 감각을 대뇌피질로 전달

Thoracic nerve 가슴신경, 흉신경

Thoracic 가슴의, 흉부의 + nerve 신경

척수신경 가운데 흉추 사이에 위치한 12쌍의 신경

Tremor 떨림, 진전

신체 일부가 율동적인 진동을 보이는 불수의적 운동

Trigeminal neuralgia 삼차신경통

Trigeminal 삼차의 + neuralgia 신경통

제5뇌신경(삼차신경)을 침범하는 신경통

Vagotomy 미주신경절단술

Vago 미주신경 + tomy 절제술

미주신경의 특정 가지를 잘라내는 수술

Vertigo 현훈

자신이나 주위가 빙글빙글 도는 것과 같이 느끼는 심한 어지럼증

기출 핵심 의학용어 TEST

Q. 빈칸에 들어갈 알맞은 내용을 쓰세요.

		Full term	의미
01	CSF		
02			뇌혈관사고
03			글라스고우혼수척도
04			수핵탈출증
05	ICH		
06	ICP		
07	IICP		
08	LOC		의식수준
09	SAH		지주막하 출혈
10			망상
11			구음장애
12			편마비
13			요추천자

Answer
01. CerebroSpinal Fluid, 뇌척수액 02. CVA, CerebroVascular Accident 03. GCS, Glasgow Coma Scale
04. HNP, Herniation of Nucleus Pulposus 05. IntraCerebral Hemorrhage, 뇌내출혈
06. IntraCranial Pressure, 두개내압 07. Increased Intracranial Pressure, 두개내압상승
08. Level Of Consciousness 09. SubarAchnoid Hemorrhage 10. Delusion 11. Dysarthria
12. Hemiparalysis(Hemiplegia) 13. Spinal Tap(Spinal Tapping, Lumbar Puncture)

기출 예상 의학용어 TEST

Q. 빈칸에 들어갈 알맞은 내용을 쓰세요.

		Full term	의미
01	BBB		
02	EDH		
03	MCA		
04	PD		파킨슨병
05			발작
06	VP-shunt		
07			운동실조
08			전조
09			뇌진탕
10			연하곤란
11			수두증
12		Migraine	
13			척추측만증

Answer
01. Blood Brain Barrier, 혈액뇌장벽 02. EpiDural Hematoma, 경막외혈종
03. Middle Cerebral Artery, 중대뇌동맥 04. Parkinson Disease 05. Sz, Seizure
06. VentriculoPeritoneal Shunt, 뇌실복강단락술 07. Ataxia 08. Aura
09. Cerebral Concussion(Brain concussion) 10. Dysphagia 11. Hydrocephalus 12. 편두통 13. Scoliosis

알쏭달쏭 의학용어

1. 신경계에서 자주 나오는 용어를 알려주세요.

cerebr(o)-, encephal(o)- 은 '뇌의'라는 뜻이 있어요.
neur(o)- 은 '신경의'라는 뜻으로 쓰이며, myel(o)- 은 '척수, 골수'라는 뜻으로 쓰여요.
신경계에서 많이 나오는 의학용어이니, 암기해 두시면 도움이 될 거예요.

2. Spinal Tap, Spinal Tapping, Lumbar Puncture 같은 말인가요?

Spinal Tap은 말 그대로 척추천자를 의미해요. 그러나 척추천자 시 보통 요추에서 많이 시행하여 요추천자라고 일상적으로 부르기도 해요.
Spinal Tapping에서 Tapping은 천자술을 의미하므로 같은 의미로 쓰일 수 있어요.
Lumbar Puncture는 뜻 그대로 요추천자를 의미해요. 그러므로 세 개 다 같은 용어로 쓰인다는 점을 알아주세요.

3. 그림으로 보는 뇌막의 구조

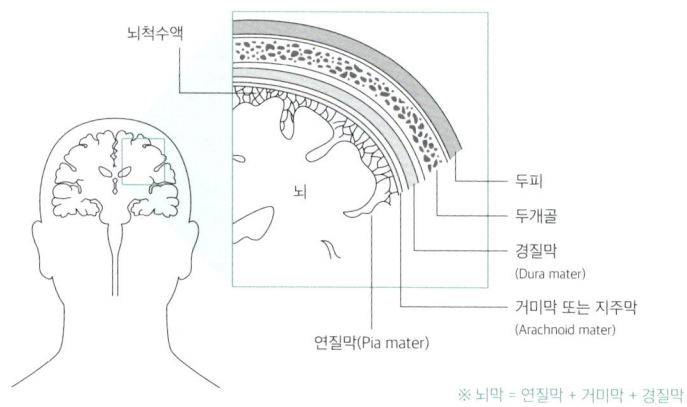

※ 뇌막 = 연질막 + 거미막 + 경질막

Dictionary of Medical Terms

4. 발작, 뇌전증, 경련 모두 같은건가요?

발작(Seizure)은 뇌에서 비정상적인 전기가 발생함으로써 생기는 증상을 말해요.

뇌전증(Epilepsy)은 특별한 급성 원인 없이 발작이 재발하는 상태의 질환을 의미합니다.

경련(Convulsion)이란 갑작스럽게 발생하는 근육의 수축을 의미해요.

5. 마비를 나타내는 다양한 용어

-paralysis(=-plegia)는 즉 마비로 기능을 잃어버리는 상태로 감각이 없고 움직일 수 없는 상태를 의미해요.

-paresis는 불완전 마비로 기능이 완전히 상실되지 않고 약간 또는 부분적으로 약화된 상태의 마비를 의미합니다.

Hemoplegia와 Hemiparesis를 예로 들면 Hemoplegia는 상하체의 한쪽이 모두 마비된 것이고 Hemiparesis는 상하체 한쪽이 기능이 약간 또는 부분적으로 약화된 상태를 의미합니다.

마비를 나타내는 용어 앞의 접두어로 위치를 알 수 있어요.

Mono- 단일의 + plegia 마비 → Monoplegia 단일마비

Hemi- 반의, 반쪽의, 한쪽 + plegia 마비 → Hemoplegia 편마비

Quadri 4의, 네 개로 된 + plegia 마비 → Quadriplegia 사지마비

신경계 의학용어 총정리

1. 병원 취업 최신 기출용어

약어	Full term	의미	
CNS	Central Nervous System	중추신경계	☐
CP	Cerebral Palsy	뇌성마비	☐
CSF	CerebroSpinal Fluid	뇌척수액	☐
CVA	CerebroVascular Accident	뇌혈관사고	☐
EEG	ElectroEncephaloGraphy	뇌파검사	☐
EVD	External Ventricular Drainage	뇌실외배액	☐
EMG	ElectroMyoGraphy	근전도검사	☐
GCS	Glasgow Coma Scale	글라스고우혼수척도	☐
HNP	Herniation of Nucleus Pulposus	수핵탈출증	☐
ICH	IntraCerebral Hemorrhage	뇌내출혈	☐
ICP	IntraCranial Pressure	두개내압	☐
IICP	Increased IntraCranial Pressure	두개내압상승	☐
IVH	IntraVentricular Hemorrhage	뇌실내출혈	☐
LOC	Level of Consciousness	의식수준	☐
SAH	SubArachnoid Hemorrhage	지주막하출혈	☐
SDH	Subdural Hemorrhage	경막하출혈	☐
TIA	Transient Ischemic Attack	일과성허혈발작	☐

Full term	의미	
Brain edema	뇌부종	☐
Cerebral infarction	뇌경색	☐
Delusion	망상	☐
Dysarthria	구음장애	☐
Epilepsy	뇌전증	☐
Hemiparalysis	편마비	☐
Meningitis	뇌막염	☐

Radial nerve		요골신경	☐
Spinal tap		척추천자, 요추천자	☐

2. 병원 취업 기출예상용어

약어	Full term	의미	
AVM	ArterioVenous Malformation	동정맥기형	☐
BBB	Blood Brain Barrier	혈액뇌장벽	☐
CJD	Creutzfeldt-Jakob Disease	크로이츠벨트-야콥병	☐
DTR	Deep tendon reflex	심부건반사	☐
EDH	EpiDural Hematoma	경막외혈종	☐
GBS	Guillain-Barre Syndrome	길랑-바레증후군	☐
GTCS	Generalized Tonic-Clonic Seizure	전신강직간대발작	☐
MCA	Middle Cerebral Artery	중대뇌동맥	☐
MG	Myasthenia Gravis	중증근무력증	☐
MR	Mental Retardation	지적장애	☐
MS	Multiple Sclerosis	다발성경화증	☐
PCA	Posterior Cerebral Artery	후대뇌동맥	☐
PD	Parkinson Disease	파킨슨병	☐
PNS	Parasympathetic Nervous System	부교감신경계	☐
PNS	Peripheral Nervous System	말초신경계	☐
Sz	Seizure	발작	☐
TFCA	TransFemoral Cerebral Angiography	경대퇴뇌혈관조영술	☐
VP shunt	VentriculoPeritoneal shunt	뇌실복강단락술	☐

Full term	의미	
Ataxia	운동실조	☐
Aura	전조	☐
Brain death	뇌사	☐
Brainstem	뇌줄기, 뇌간	☐
Cerebellum	소뇌	☐

Cerebral aneurysm clipping	뇌동맥류결찰술	☐
Cerebral concussion, Brain concussion	뇌진탕	☐
Cerebral contusion, Brain contusion	뇌좌상	☐
Cerebral hemorrhage	뇌출혈	☐
Cerebrum	대뇌	☐
Cervical nerve	목신경, 경신경	☐
Coccygeal nerve	꼬리신경, 미골신경	☐
Coma	혼수	☐
Convulsion	경련	☐
Cortex	피질	☐
Cramp	경련, 근육경련	☐
Craniectomy	두개절제술	☐
Dysphagia	연하곤란	☐
Encephalitis	뇌염	☐
Frontal lobe	전두엽, 이마엽	☐
Gag reflex	구역반사	☐
Ganglion	신경절, 결절종	☐
Generalized seizure	전신발작	☐
Hemiparesis	반신불완전마비 편측부전마비	☐
Hydrocephalus	수두증	☐
Hypothalamus	시상하부	☐
Kyphosis	척추후만증	☐
Lumbar nerve	허리신경, 요신경	☐
Medulla oblongata	숨뇌, 연수	☐
Midbrain	중뇌	☐
Migraine	편두통	☐
Neuralgia	신경통	☐
Occipital lobe	후두엽	☐
Papilledema	시신경유두부종	☐
Paraplegia	양측하지마비, 대마비	☐

Parietal lobe	마루엽, 두정엽	☐
Partial seizure	부분발작	☐
Pons	다리뇌, 교뇌	☐
Pupil Size	동공크기	☐
Pupillary reflex	동공반사	☐
Quadriplegia	사지마비	☐
Sacral nerve	엉치신경, 천골신경	☐
Scoliosis	척추측만증	☐
Spinal cord	척수	☐
Spinal nerve	척수신경	☐
Stupor	혼미	☐
Temporal lobe	관자엽, 측두엽	☐
Thalamus	시상	☐
Thoracic nerve	가슴신경, 흉신경	☐
Tremor	떨림, 진전	☐
Trigeminal neuralgia	삼차신경통	☐
Vagotomy	미주신경절단술	☐
Vertigo	현훈	☐

쉽고 재미있게 암기하는
간호사면접 의학용어집

05
비뇨기계

138 최신 기출용어
144 기출예상용어
152 의학용어 TEST
154 알쏭달쏭 의학용어
156 의학용어 총정리

비뇨기계 파트에서는 주로 비뇨기계 감염과 신부전 관련 의학용어가 출제되고 있습니다. 각 질환에 따른 주요 증상 및 중재를 중점적으로 의학용어를 암기합니다.

05 비뇨기계

병원 취업
최신 기출용어

APN ★★★	**Acute PyeloNephritis**	급성신우신염

Acute 급성 + Pyelo- 신우 + Nephr- 신장 + -itis 염증

신우, 신배와 신 간질의 급성 세균성 감염에 의한 요로감염증

📁 **암기꿀팁**

아! 급하다 급해(Acute)! 팔로우(Pyelo) 수가 안 늘어서 맘이 급해! 내일 프라이(Nephritis) 데 이니까 늦겠지?

A 아! 급하다 급해(Acute)!
P 팔로우(Pyelo) 수가 안 늘어서 맘이 급해!
N 내일 프라이(Nephritis) 데이니까 늦겠지?

ARF ★★★	**Acute Renal Failure**	급성신부전

Acute 급성의 + Renal 신장의 + Failure 부전, 기능상실

신장의 기능이 수시간~수일 사이에 급속도로 저하되는 것

참고 CRF(Chronic Renal Failure) 만성신부전

| AVF | **ArterioVenous Fistula** | 동정맥샛길, 동정맥루 |

Arterio- 동맥의 + Venous 정맥의 + Fistula 샛길, 루, 누공

혈액투석 시에 사용하는 영구적인 혈관. 동맥과 정맥을 이어주어 압력이 센 동맥혈이 정맥 내로 들어가면서 정맥혈관을 울혈시켜 투석 시 이용하기 편리하게 함

| BPH | **Benign Prostatic Hypertrophy** | 양성전립샘비대 |

Benign 양성 + Prostatic 전립샘의 + Hypertrophy 비대

전립샘의 비대로 요도의 소변 흐름이 막히거나 감소된 상태

📒 **암기꿀팁**

Benign은 'Bene과 genus'의 합성어로 bene은 well(좋은)의 의미를 가지며 genus는 born(태어나다, 생기다)을 의미합니다. 이를 바탕으로 현대에는 Benign을 '유순한, 양성의'라는 의미로 사용하고 있어요.

| BUN | **Blood Urea Nitrogen** | 혈중요소질소 |

★★★

Blood 혈액 + Urea 요소 + Nitrogen 질소

단백질과 아미노산의 최종산물로 신장에서 배출되며 신장기능검사에 활용됨

👆 **포인트콕**

면접에서는 신장 기능을 나타내는 대표적인 혈액검사를 알고 있는지 질문할 때가 있습니다. BUN과 더불어 Cr을 함께 기억해주세요.

참고 Cr(Creatinine) 크레아티닌

| CAPD | **Continuous Ambulatory Peritoneal Dialysis** | 지속외래복막투석 |

Continuous 지속적인 + Ambulatory 외래의 + Peritoneal 복막의 + Dialysis 투석

복막강에 고장성 투석액을 주입하는 방법. 스스로 시행할 수 있으며 반복적인 주기로 시행해야 함

CRF　　Chronic Renal Failure　　　　　　　　만성신부전

★★★

Chronic 만성적인 + Renal 신장의 + Failure 부전, 기능상실

점진적이고 비가역적인 신장의 기능상실로 투석, 신장이식과 같은 신장기능의 대체요법이 필요함. 만성신장병(CKD, Chronic Kidney Disease)과 동의어

👆 포인트콕

ARF를 기억하시나요? 신장기능 상실이 장기간 점진적으로 발생해 비가역적인 상태가 되었을 때 ARF로 진단합니다. 면접에서는 두 용어를 비교하기 보다는 각 용어의 의미를 알고 있는지, 신부전 환자의 중재에는 어떤 것이 있는지 등이 중점적으로 출제되고 있어요.

> 참고　ARF(Acute Renal Failure) 급성신부전

CRRT　　Continuous Renal Replacement Therapy　　지속적신대체요법

Continuous 지속적인 + Renal 신장의 + Replacement 대체 + Therapy 치료, 요법

손상된 신장기능을 대체하기 위해 장기간 또는 24시간 동안에 걸쳐 체외순환을 통해 혈액을 정화하는 치료방식

👆 포인트콕

CRRT는 임상에서 중요하게 시행하는 치료방식이에요. CRRT를 시행하는 환자가 있다면, 신부전 상태임을 알 수 있습니다. 면접에서는 CRRT 자체를 질문하기도 하지만 CRRT를 시행하고 있는 신부전 환자의 중재에 대해 질문하기도 합니다. 내용뿐만 아니라 신부전의 중재까지 함께 공부해주세요.

ESRD　　End Stage Renal Disease　　　　　　말기신장병

★★★

End 끝, 말단 + Stage 병기, 단계 + Renal 신장의 + Disease 질환

신장 손상 또는 신장 기능의 감소가 3개월 이상 지속되고 증상이 악화된 상태

| **HD** | **HemoDialysis** | 혈액투석 |

★★★

Hemo 혈액- + Dialysis 투석

인공신장기를 이용한 체외순환을 통해 투석하는 방법으로 병원에 방문하여 정기적으로 투석을 받아야 함

📒 **암기꿀팁**

Hemo(헤모)=혈액은 같은 'ㅎ'으로 시작, Peritoneal(페리토니얼)=복부는 'ㅍ', 'ㅂ'이 비슷해요. 혈액투석과 복막투석이 헷갈린다면, 위에 설명한 것과 같이 암기해보세요! HD, PD를 쉽게 구분할 수 있을 거예요.

참고 PD(Peritoneal Dialysis) 복막투석

| **KUB** | **Kidney Ureter Bladder** | 신장, 요관, 방광 단순촬영 |

Kidney 신장 + Ureter 요관 + Bladder 방광

결석 확인을 위해 신장, 요관, 방광 전체를 단순 X선 촬영으로 검사함

📒 **암기꿀팁**

Ureter는 ure를 urine(소변)으로 생각하고, ter를 tennel(터널)을 떠올리시면 암기하기 쉬울 거예요. 소변이 내려가는 터널! Ureter

커브(KUB)를 돌고 있는 신요방(신장, 요관, 방광)씨!

| **UTI** | **Urinary Tract Infection** | 요로감염 |

★★★

Urinary 요의, 소변의 + Tract 길, 로 + Infection 감염

요로계의 감염(요도, 방관, 요관, 신장)을 통칭하는 것으로, 신우신염, 방광염, 요도염 등이 속함

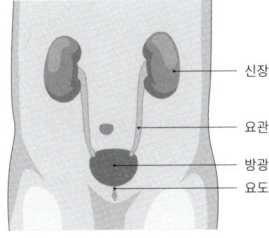

Cystitis   방광염

Cyst- 방광 + -itis 염증

방광벽의 염증으로 세균, 바이러스, 진균, 기생충, 외부에서 요도를 따라 방광 침입, 요로기구 삽입, 병원체 등이 원인이 되어 발생함

시스터(Cystitis) 방에 염소가 들어갔어(방광염)!

Hematuria   혈뇨

Hemo- 혈액 + -uria 소변상태

소변에 혈액이 섞임

☝ 포인트콕

Uria 앞에 다양한 접두사를 붙여 요배설 용어를 명명하고 있어요. 예를 들어, 혈뇨는 'Hemo'를 붙이고, 농뇨는 농이 있는 상태를 의미하는 'Py'를 붙입니다.

참고 Pyuria(농뇨): 소변에 농이 섞임

Hydronephrosis   수신증

Hydr- 물 + nephr- 신장 + -sis 증

요로계 폐색으로 신우벽 압력이 높아지면서 신우와 신배가 팽창된 상태. 오래 지속되면 신장의 기능이 상실되는 상황이 발생할 수 있음

참고 hydronephrosis의 원인: 선천적 기형, 요로계 결석, 종양, 협착 등 다양한 원인에 의해 발생할 수 있음

Oliguria   핍뇨

Olig- 과소, 결핍 + -uria 소변상태

소변이 24시간 동안 400~500mL 이하

📒 **암기꿀팁**

물이 없어서 올리브(Oliguria)나무가 픽(핍뇨) 하고 쓰러졌어

Polyuria   다뇨

Poly- 많은 + -uria 소변상태

소변이 24시간 동안 3,000mL 이상

Proteinuria   단백뇨

Protein 단백질 + -uria 소변상태

소변에 비정상적으로 단백질 함유, 거품 관찰됨

Pyuria   농뇨

Py- 고름 + -uria 소변상태

소변 검사에서 백혈구가 존재하고, 혼탁함, 악취

📒 **암기꿀팁**

Py-는 puon 이라는 단어에서 유래했어요. Puon은 고름(pus)이라는 의미예요.
아파유!(Pyuria)! 소변에서 고름 나오면(농뇨) 아파유!

05 비뇨기계 / 병원 취업 기출예상용어

CCr Creatinine Clearance rate 크레아티닌청소율

Creatinine 크레아티닌 + Clearance 청소 + rate 속도, 비율

신장 기능검사 중 하나로 신장의 사구체 여과치를 알 수 있음

CIC Clean Intermittent Catheterization 청결간헐도뇨

Clean 깨끗한, 청결한 + Intermittent 간헐적인 + Catheterization 도관(카테터)삽입

도뇨관을 삽입하여 소변을 배출하는 방법

Cr Creatinine 크레아티닌

근육에서 생성되는 노폐물로 신장을 통해 배출됨

GFR Glomerular Filtration Rate 사구체여과율, 토리여과율

Glomerular 사구체의 + Filtration 여과 + Rate 속도, 비율

신장 기능검사 중 하나로 혈액 내 크레아티닌 수치를 측정하여 수치를 계산. 1분 동안 신장에서 걸러지는 혈액의 양을 의미함

IVP IntraVenous Pyelography 정맥신우조영술

Intra 안, 내부 + Venous 정맥의 + Pyelography 신우조영술

조영제를 정맥으로 주입한 후 신장을 통하여 요로로 배설될 때 촬영하는 검사로 신장과 요로의 기능을 평가할 수 있음

KT　　**Kidney Transplantation**　　　　　　　신장이식

Kidney 신장 + Transplantation 이식

말기 신장 기능 부전증 환자에게 건강한 신장을 이식하는 수술

NS　　**Nephrotic Syndrome**　　　　　　　신증후군

Nephrotic 신증의, 신성 + Syndrome 증후군

여러 원인으로 사구체 모세혈관의 형태학적 변화, 기능적 이상이 발생하여 다량의 단백뇨, 저알부민혈증, 고지질혈증, 전신부종을 특징으로 하는 임상 증후군

PCN　　**PerCutaneous Nephrostomy**　　　　　경피적신루술

PerCutaneous 피부를 통한 + Nephrostomy 신장조루술

피부와 신실질을 경유하여 신배를 천자한 후 도관을 이용하여 카테터를 신우 내에 삽입하는 치료술

PD　　**Peritoneal Dialysis**　　　　　　　복막투석

Peritoneal 복막의 + Dialysis 투석

복막을 통해 혈액 속의 노폐물과 과도한 수분을 제거하는 방법

PKU　　**PhenylKetonUria**　　　　　　　페닐케톤뇨증

Phenyl 페닐 + Keton 케톤 + Uria 소변상태

선천성 질환으로 체내에 페닐케톤이 축적되어 소변으로 배설되는 질환

RCC Renal Cell Carcinoma 신장세포암종

Renal 신장의 + Cell 세포 + Carcinoma 암종

신장에 발생하는 가장 흔한 악성 종양

RGP RetroGrade Pyelography 역방향신우조영술

RetroGrade 역행하는 + Pyelography 신우조영술

요도를 통해 카테터를 삽입 후 조영제를 투여하여 요관과 신장을 확인하는 검사

RPGN Rapidly Progressive GlomeruloNephritis 급속진행사구체신염

Rapidly 급속히 + Progressive 진행형의 + GlomeruloNephritis 사구체신염

요독증, 핍뇨 등의 임상 증상이 빠르게 진행되는 사구체신염

RU Residual Urine 잔뇨

Residual 남은, 잔여의 + Urine 소변

소변을 본 뒤에도 방광 속에 남아 있는 소변

SUI Stress Urinary Incontinence 복압요실금 스트레스요실금

Stress 스트레스, 압박, 긴장 + Urinary 소변의 + Incontinence 실금

신체활동이나 기침, 재치기를 할 때 복압이 상승하여 발생하는 요실금

U/A   **UrinAlysis**   요검사

Urina 소변 + lysis 분해, 용해

소변을 물리적, 화학적, 현미경적으로 분석하는 검사

U/C   **Urine Culture**   소변배양검사

Urine 소변 + Culture 배양

소변 내 세균과 효모균을 검출하고 동정하는 검사

U/O   **Urine Output**   소변량

Urine 소변 + Output 배출량

소변으로 배설되는 양

VCUG   **Voiding CystoUrethroGraphy**   배뇨방광요도조영술

Voiding 배뇨 + Cysto 방광 + Urethro 요도 + Graphy 그래피, -술

방광에 조영제를 주입한 후 배뇨하면서 방광과 요도를 촬영하는 검사로 요도 및 방광의 모양, 이상 유무, 협착 등을 확인할 수 있음

VUR   **VesicoUreteral Reflux**   방광요관역류

Vesico 방광 + Ureteral 요관의 + Reflux 역류

요관, 방광 이행 부위의 선천적, 기능적 이상으로 인해 소변이 방광에서 상부 요로로 역류하는 질환

Cystoscopy　　　　　　　　　　　　　　　　방광경검사

Cysto 방광 + scopy 관찰, 검사

요도를 통해 내시경을 삽입하여 요도, 방광의 내부, 요관 입구를 관찰하는 검사

Diuretic　　　　　　　　　　　　　　　　이뇨제

나트륨과 수분의 배설을 촉진시켜 소변량을 증가시키는 약물

Dysuria　　　　　　　　　　　　　　　　배뇨통, 배뇨장애

Dys 곤란, 악화 + uria 소변상태

배뇨할 때 통증을 느끼는 것

Ileal conduit　　　　　　　　　　　　　　회장통로
　　　　　　　　　　　　　　　　　　　　　　요관돌창자연결술

Ileal 회장의 + conduit 통로, 도관

요로전환술 중 하나로 회장을 도관으로 이용하여 복벽에 요루를 만들어 소변을 몸 밖으로 배출하도록 하는 것

Nephrectomy　　　　　　　　　　　　　　신장절제술

Nephr 신장의 + ectomy 절제술

신장을 외과적으로 절제하는 수술로 전체 또는 일부를 제거함

Nephrotoxicity　　　　　　　　　　　　　　신독성

Nephro 신장의 + toxicity 독성

특정 약물, 독성 물질 등에 의해 신장에 손상을 주는 것

Renal abscess   신피질농양, 신농양

　　Renal 신장의 + abscess 농양

　　신실질 내의 화농된 세균성 염증

Renal pelvis   신우

　　Renal 신장의 + pelvis 골반, 대야

　　신장에서 생성된 소변이 깔때기 모양의 신우에 일시적으로 모여 있다가 요관을 통해 흘러내려감

Renal tuberculosis   신장결핵

　　Renal 신장의 + tuberculosis 결핵

　　결핵균이 신장을 침범하여 발생하는 질환

Uremia   요독증

　　신장의 기능 장애로 몸 안의 노폐물이 혈액 속에 쌓여 여러 가지 증상이 나타나는 것

Ureterectomy   요관절제술

　　Ureter 요관 + ectomy 절제술

　　암이나 기타 종양 등이 요관을 침범한 경우 부분적 또는 전체적으로 요관을 절제하는 수술

Ureterostenosis   요관협착증

　　Uretero 요관 + stenosis 협착

　　요관이 좁아져 기능장애와 폐색을 유발하는 상태

Urethritis 요도염

Urethr 요도 + itis 염증

요도에 발생하는 염증으로 임균의 유무에 따라 임균성 및 비임균성 요도염이 있음

Urinary incontinence 요실금

Urinary 소변의 + Incontinence 실금

본인의 의사에 관계없이 소변이 누출되는 것

Urinary retention 요정체

Urinary 소변의 + retention 정체, 잔류

신장에서 정상적으로 소변이 생성되나 방광의 소변 배출이 불완전하여 소변이 방광 내 고여 있는 상태

Urinary urgency 요절박

Urinary 소변의 + urgency 절박

갑작스럽고 참기 힘든 소변 배출의 욕구를 호소하는 것

MEMO

기출 핵심 의학용어 TEST

Q. 빈칸에 들어갈 알맞은 내용을 쓰세요.

		Full term	의미
01			급성신우신염
02			동정맥샛길, 동정맥루
03	BPH		양성전립샘비대
04	CAPD		지속외래복막투석
05	CRF		
06	ESRD		
07	HD		혈액투석
08	UTI		
09			방광염
10		Hematuria	
11			수신증
12			핍뇨
13		Polyuria	

Answer 01. APN, Acute PyeloNephritis 02. AVF, ArterioVenous Fistula 03. Benign Prostatic Hypertrophy 04. Continuous Ambulatory Peritoneal Dialysis 05. Chronic Renal Failure, 만성신부전 06. End Stage Renal Disease, 말기신장병 07. HemoDialysis 08. Urinary Tract Infection, 요로감염증 09. Cystitis 10. 혈뇨 11. Hydronephrosis 12. Oliguria 13. 다뇨

기출 예상 의학용어 TEST

Q. 빈칸에 들어갈 알맞은 내용을 쓰세요.

		Full term	의미
01			청결간헐도뇨
02	Cr		크레아티닌
03			사구체여과율, 토리여과율
04	KT		
05	NS		신증후군
06			경피적신루술
07			복막투석
08	RCC		신장세포암종
09	RU		잔뇨
10			방광경검사
11			회장통로, 요관돌창자연결술
12		Renal pelvis	
13			요독증
14		Urinary retention	

Answer 01. CIC, Clean Intermittent Catheterization 02. Creatinine 03. GFR, Glomerular Filtration Rate 04. Kidney Transplantation, 신장이식 05. Nephrotic Syndrome 06. PCN, PerCutaneous Nephrostomy 07. PD, Peritoneal Dialysis 08. Renal Cell Carcinoma 09. Residual Urine 10. Cystoscopy 11. Ileal conduit 12. 신우 13. Uremia 14. 요정체

알쏭달쏭 의학용어

1. 사구체 여과율(GFR)이 뭐야?

사구체(Glomerulus)는 소변을 생성하는 데 가장 기본적이고 기능적 단위인 콩팥단위(네프론, Nephron)의 구성 기관 중 하나예요.

1분 동안 신장이 깨끗하게 걸러주는(여과) 혈액의 양을 사구체 여과율이라고 합니다. 정상적으로 분당 90~120mL 정도의 혈액을 여과합니다. 하지만, 신장 기능이 저하되면 이로 인해 사구체 여과율도 감소하게 됩니다. 따라서 신장 기능을 평가할 때 BUN, Cr 수치와 더불어 GFR도 함께 확인하고 있으며 신장 기능 평가를 위한 중요한 지표가 됩니다. GFR의 평균 수치는 남자 130mL/min/1.73m^2, 여자 120mL/min/1.73m^2 정도이며 30세 이후부터는 일년에 1mL/min 정도 감소하는 것으로 알려져 있어요.

[그림] 사구체

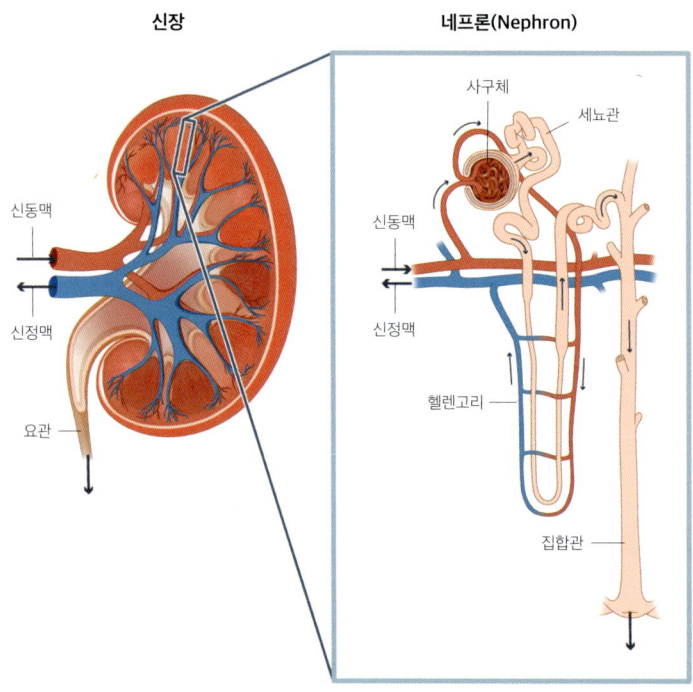

2. 한눈에 보는 투석의 종류

PD(Peritoneal Dialysis, 복막투석)

- CAPD(Continuous Ambulatory Peritoneal Dialysis, 지속외래복막투석): 복막투석의 가장 기본적인 형태로 낮과 밤 동안 투석액 교환을 수동적으로 시행하는 방법
- APD(Automated Peritoneal Dialysis, 자동복막투석): 자동화된 기계를 이용해 투석하는 방법

IHD(Intermittent HemoDialysis, 간헐적 혈액투석)

단기간에 수분과 노폐물을 제거하는 방법

CRRT(Continuous Renal Replacement Threapy, 지속적 신대체요법)

- 24시간 이상 지속적으로 투석을 시행하는 방법
- 심혈관계에 부담이 적고 장시간 다량의 수분제거가 가능하여 중증의 급성 신부전 환자에게 적용할 수 있음

비뇨기계 의학용어 총정리

1. 병원 취업 최신 기출용어

약어	Full term	의미	
APN	Acute PyeloNephritis	급성신우신염	☐
ARF	Acute Renal Failure	급성신부전	☐
AVF	ArterioVenous Fistula	동정맥샛길, 동정맥루	☐
BPH	Benign Prostatic Hypertrophy	양성전립샘비대	☐
BUN	Blood Urea Nitrogen	혈중요소질소	☐
CAPD	Continuous Ambulatory Peritoneal Dialysis	지속외래복막투석	☐
CRF	Chronic Renal Failure	만성신부전	☐
CRRT	Continuous Renal Replacement Therapy	지속적신대체요법	☐
ESRD	End Stage Renal Disease	말기신장병	☐
HD	HemoDialysis	혈액투석	☐
KUB	Kidney Ureter Bladder	신장, 요관, 방광 단순촬영	☐
UTI	Urinary Tract Infection	요로감염증	☐

Full term	의미	
Cystitis	방광염	☐
Hematuria	혈뇨	☐
Hydronephrosis	수신증	☐
Oliguria	핍뇨	☐
Polyuria	다뇨	☐
Proteinuria	단백뇨	☐
Pyuria	농뇨	☐

2. 병원 취업 기출예상용어

약어	Full term	의미	
CCr	Creatinine Clearance rate	크레아틴청소율	☐
CIC	Clean Intermittent Catheterization	청결간헐도뇨	☐
Cr	Creatinine	크레아티닌	☐
GFR	Glomerular Filtration Rate	사구체여과율, 토리여과율	☐
IVP	IntraVenous Pyelography	정맥신우조영술	☐
KT	Kidney Transplantation	신장이식	☐
NS	Nephrotic Syndrome	신증후군	☐
PCN	PerCutaneous Nephrostomy	경피적신루술	☐
PD	Peritoneal Dialysis	복막투석	☐
PKU	PhenylKetonUria	페닐케톤뇨증	☐
RCC	Renal Cell Carcinoma	신장세포암종	☐
RGP	RetroGrade Pyelography	역방향신우조영술	☐
RPGN	Rapidly Progressive GlomeruloNephritis	급속진행사구체신염	☐
RU	Residual Urine	잔뇨	☐
SUI	Stress Urinary Incontinence	복압요실금 스트레스요실금	☐
U/A	UrinAlysis	요검사	☐
U/C	Urine Culture	소변배양검사	☐
U/O	Urine Output	소변배출량	☐
VCUG	Voiding CystoUrethroGraphy	배뇨방광요도조영술	☐
VUR	VesicoUreteral Reflux	방광요관역류	☐

Full term	의미	
Cystoscopy	방광경검사	☐
Diuretic	이뇨제	☐
Dysuria	배뇨통, 배뇨장애	☐
Ileal conduit	회장통로 요관돌창자연결술	☐
Nephrectomy	신장절제술	☐

Nephrotoxicity	신독성	☐
Renal abscess	신피질농양, 신농양	☐
Renal pelvis	신우	☐
Renal tuberculosis	신장결핵	☐
Uremia	요독증	☐
Ureterectomy	요관절제술	☐
Ureterostenosis	요관협착증	☐
Urethritis	요도염	☐
Urinary incontinence	요실금	☐
Urinary retention	요정체	☐
Urinary urgency	요절박	☐

쉽고 재미있게 암기하는
간호사면접 의학용어집

06
근골격계

162	최신 기출용어
168	기출예상용어
174	의학용어 TEST
176	알쏭달쏭 의학용어
178	의학용어 총정리

주요 질환 및 증상, 치료법 중심으로
약간의 의학용어가 출제되고 있어요.
기출용어를 중심으로 학습하는 것이
효율적인 파트입니다.

06 근골격계

병원 취업
최신 기출용어

AVN AVascular Necrosis 무혈성괴사

A 무 + Vascular 혈관의 + Necrosis 괴사

뼈로 가는 혈류가 차단되어 혈액 공급이 원활하지 못해 뼈조직이 사멸되고 무너지는 상태. 모든 뼈에서 발생할 수 있으나 대퇴 골두에서 가장 흔하게 발생함

📁 **암기꿀팁**
'V' 철자가 뼈를 눌러 괴사시킨다고 연상하면 쉽게 암기할 수 있어요.

Fx Fracture 골절

강한 외부의 힘으로 뼈가 상해를 입는 것, 부위나 골절 정도에 따라 여러 종류가 있음

ROM Range Of Motion 운동범위
★★★

Range 범위 + Of -의 + Motion 운동

관절이 움직일 수 있는 범위로, 주로 굴곡과 신전의 범위를 의미함. 수동적인 ROM은 이완된 상태에서 실행되는 것이고, 능동적인 ROM은 직접 조절하는 움직임을 의미함

ORIF — Open Reduction and Internal Fixation — 개방정복술 및 내부고정술

★★★

Open 개방성의 + Reduction 정복술 + and 그리고 + Internal 내부의 + Fixation 고정

수술로 골절된 뼈들을 재배치하고(개방정복술) 여러가지 내부고정 기구를 이용하여 고정(내부고정술)하는 방법

👆 포인트콕

단어의 조합으로 이루어져 암기하기 까다로운 약어예요. OR과 IF를 나눠서 한글 뜻을 먼저 이해하면 비교적 쉽게 암기할 수 있어요. 'OR'은 열어서 하는 것, 'IF'는 내부적으로 하는 것으로 먼저 암기한 후, full term을 암기합니다.

> 참고 CRIF(Closed Reduction and Internal Fixation) 폐쇄정복술 및 내부고정술

SMC — Sensory, Motor, Circulation — 감각, 운동, 순환

★★★

신경 및 혈관 상태를 평가하는 방법으로 감각, 움직임, 순환 여부를 사정하는 것

📂 암기꿀팁

센서(Sensory)가 달린 모터(Motor)가 돌아가고 있어(Circulation)

S 센서(Sensory)가 달린
M 모터(Motor)가
C 돌아가고 있어(Circulation)

THR — Total Hip Replacement — 전고관절치환술

Total 총, 전체의 + Hip 고관절 + Replacement 대치술, 치환술

여러 요인에 의해 고관절에 통증 및 기능장애가 있을 때 인공 고관절을 사용하여 대체하는 수술

📂 암기꿀팁

Replacement에서 re-는 '다시, 되돌리다'라는 의미를 갖고 있어요. place는 명사로는 '장소'라는 의미로 쓰이지만 동사로 쓰일 때는 '놓다'라는 의미로 쓰여요.
다시 놓다(replace) → 바꾸어 놓다 → 치환으로 암기해 보세요!

06 근골격계

| TKR | **Total Knee Replacement** | 전슬관절치환술 |

★★★   Total 총, 전체의 + Knee 무릎, 슬 + Replacement 대치술, 치환술

슬관절에 통증을 제거, 경화된 관절 기능을 회복시켜 관절운동 범위를 유지하고 기형을 교정하여 관절 안정화를 유지하기 위해 인공 슬관절을 사용하여 대체하는 수술

👆 **포인트콕**
'THR'을 정확히 암기했다면, 쉽게 암기할 수 있는 약어입니다. 부위만 달라지고 약어는 같은 형태를 갖고 있어요. 'THR', 'TKR'은 케이스 면접에서 환자의 진단명으로 종종 출제되고 있습니다. full term 및 한글 뜻, 정의도 함께 기억해주세요.

Amputation   절단

★★★   병인이 되는 신체의 전체 또는 일부 부위를 제거하는 것으로, 급성 외상 또는 말초혈관질환, 만성질환 합병증의 치료 등에서 시행

📁 **암기꿀팁**
Amputation은 'amb'와 'putare'에서 유래됐어요. 'amb'는 about(~에 대해)라는 의미를 가지며 'putare'는 prune(잘라내다, 쳐내다)의 의미를 갖습니다. 둘의 의미를 더하면 '~에 대해 잘라내다, 쳐내다'라는 의미가 됩니다.

Cellulitis   연조직염, 봉와직염

Cellul- 세포조직(cellular tissue) + -itis 감염

진피, 피하조직에 나타나는 감염증으로, 대개 급성으로 생기며 주로 팔, 다리에 호발. 국소 부위 발적, 압통, 발열, 통증이 동반되고 오한, 발열 이후 주변부로 발적이 퍼지는 양상을 보임

📁 **암기꿀팁**
봄이 와서(봉와직염) 셀룰루랄라(Cellulitis)

참고   동의어 phlegmon

Femur   넙다리뼈, 대퇴골

우리 몸에서 가장 길고 크며 단단한 뼈로, 넓적다리를 형성하여 넙다리뼈라고도 부름. 골반과 무릎관절 사이에 위치

Fracture of femur   대퇴골절

Fracture 골절 + of -의 + femur 대퇴골

대퇴골의 골절로, 걷는 것, 서는 것 등의 기본적인 일상생활이 어려워 삶의 질이 저하됨

Gout   통풍

요산 결정체의 축적으로 염증을 일으키는 대사장애

📁 암기꿀팁

통풍은 매우 고통(Gout)스러워!

Osteoporosis   골다공증

★★★

Osteo- 뼈 + poros 구멍(pore) + -osis 증

뼈에서 무기질이 빠져나가 골밀도가 감소한 상태. 신장 감소, 폐 기능부전, 불안정한 걸음걸이 등이 나타남

📁 암기꿀팁

'poros'는 동그란 구멍을 의미합니다. 골다공증은 뼈에서 무기질이 빠져나가면서 구멍이 숭숭 뚫려요. 구멍이 뚫린 'poros'는 골다공증으로 연결해서 암기해주세요.

Sternum fracture   흉골골절

Sternum 흉골 + fracture 골절

흉골에 골절이 발생한 것으로 주로 갑작스러운 외부로부터의 강한 충격에 의해 발생함

Tibia 정강뼈, 경골

종아리를 이루는 뼈 중 하나로 다리 사용 시 체중을 버티는 역할을 하며 무릎과 발목 사이, 종아리뼈 중 안쪽에 위치

📁 암기꿀팁

위치가 비슷하다 보니 종아리뼈(비골)를 의미하는 Fibula와 헷갈릴 때가 있어요.
이럴 때는 그림과 같이 뼈의 모양과 연결시켜 암기해보세요.
Tibia의 T는 'Thick'을 연상하며 두꺼운 뼈,
Fibular의 F는 'Fine'을 연상하며 가는 뼈!

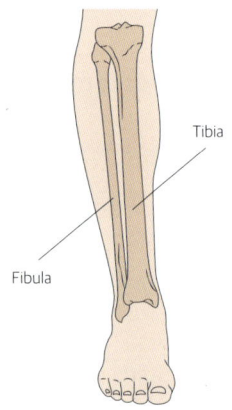

Trace 도수근력검사 항목 중 하나

근 수축을 느낄 수 있으나 사지 움직임은 없음
0(Zero) - 1(Trace) - 2(Poor) - 3(Fair) - 4(Good) - 5(Normal)

📁 암기꿀팁

Trace는 '극미량, 조금'이라는 의미를 갖고 있어요. 근력 등급 중에서 제1등급에 해당되므로, 근력이 '미미하다'라는 의미로 생각하고 암기해 보세요.

> 참고 Manual Muscle Test(MMT, 도수근력검사) 등급 분류
> 1(trace): 약간의 근수축 있음
> 2(poor): 중력을 배제한 능동적 움직임 있음
> 3(fair): 중력에 대항하는 능동적 움직임 있음
> 4(good): 중력과 약간의 저항에 대항하여 완전히 움직임
> 5(normal): 중력과 충분한 저항력에 대항하여 정상적이고 완전하게 움직임

Traction 견인

환부의 고정 및 골절 치료를 위해 끈, 무게 장치 등을 이용하여 특정한 방향으로 당기는 힘을 적용하는 것을 의미함

MEMO

06 근골격계 / 병원 취업 기출예상용어

AK Above Knee 무릎위

Above 위에 + Knee 무릎

무릎 위쪽으로 대퇴부를 의미함

BK Below Knee 무릎아래

Below 아래에 + Knee 무릎

무릎 아래쪽으로 하퇴(종아리)를 의미함

CR Closed Reduction 폐쇄정복술

Closed 폐쇄적인 + Reduction 정복술

피부 및 연부 조직 절개 없이 골절 부위를 정렬하는 시술

CRIF Closed Reduction and Internal Fixation 폐쇄정복술 및 내부고정술

Closed 폐쇄적인 + Reduction 정복술 + and 그리고 + Internal 내부의 + Fixation 고정

피부 및 연부 조직 절개 없이 골절 부위를 정렬(폐쇄정복술)하고 여러 가지 내부고정 기구를 이용하여 고정(내부고정술)하는 방법

CTS Carpal Tunnel Syndrome 손목굴증후군
수근관증후군

Carpal 손목뼈, 손목 + Tunnel 터널 + Syndrome 증후군

수근관이 좁아지면서 수근관을 통과하는 정중신경이 눌려 여러 가지 증상이 나타나는 질환

DA   **Degenerative Arthritis**   퇴행성관절염(골관절염)

Degenerative 퇴행성의 + Arthritis 관절염

연골이 마모되어 관절에 염증을 일으키고 관절과 관절 주위에 부종을 초래하는 국소 질환

참고 동의어 Osteoarthritis

E/F   **External Fixation**   외부고정술

External 외부의 + Fixation 고정

골절부에 핀을 삽입한 후 외부에서 석고붕대 고정이나 금속 기기를 이용하여 고정하는 방법

I/F   **Internal Fixation**   내부고정술

Internal 내부의 + Fixation 고정

골절 부위를 정렬하고 여러 가지 내부고정 기구를 이용하여 고정하는 방법

LBP   **Low Back Pain**   허리통증, 요통

Low 낮은, 저 + Back 등, 허리 + Pain 통증

허리부위에 발생하는 통증

LOM   **Limitation Of Motion**   운동제한

Limitation 제한 + Of -의 + Motion 운동

근육이나 관절 질환, 운동 뉴런의 장애 등으로 인해 사지의 가동범위에 제한이 나타나는 것

OA   **OsteoArthritis**   골관절염

Osteo 골, 뼈 + Arthritis 관절염

연골이 마모되어 관절에 염증을 일으키고 관절과 관절 주위에 부종을 초래하는 국소 질환

RA   **Rheumatoid Arthritis**   류마티스관절염

Rheumatoid 류마티스성의 + Arthritis 관절염

여러 관절에 활막염을 일으키고 전신의 다양한 기관을 침범하는 질환

Abduction   외전

몸의 중심에서 멀어지는 것

Ankylosis   관절굳음, 관절강직

관절이 굳어서 움직이지 못하는 상태

Arthralgia   관절통

Arthr 관절 + algia 통증, 통

관절에서 발생하는 통증으로 환자 스스로 움직이거나 타인이 관절을 움직일 때 통증이 발생

Arthritis   관절염

Arthr 관절 + itis 염증

여러 가지 원인에 의해 관절에 염증이 발생한 상태

Arthroscopy   관절경검사

Arthro 관절 + scopy 관찰, 검사

가느다란 내시경을 관절 안으로 넣어 관절의 구조를 관찰하는 검사

Cartilage   연골

연골세포와 연골기질로 구성된 조직으로 관절에 존재하여 충격을 완화함

Clavicle   빗장뼈, 쇄골

복장뼈의 윗부분과 어깨의 끝을 연결하는 뼈

Colle's fracture   콜리스골절

Colle's 콜리스 + fracture 골절

요골 원위부에 발생한 골절

Compartment syndrome   구획증후군

Compartment 구획 + syndrome 증후군

여러 이유로 구획 내의 조직압이 증가하여 구획 내 조직의 미세혈관 순환장애를 초래하는 상태

Contracture   구축

근육이나 건이 수축되어 운동이 제한된 상태

Contusion   타박상, 좌상

외부 충격 등에 의해 연부 조직과 근육 등에 손상이 발생하여 출혈과 부종이 발생한 상태

Hip   엉덩이, 고관절

골반과 대퇴골이 만나는 부위의 관절

Joint 관절

두 개의 뼈 또는 그 이상의 뼈가 서로 이어져 있는 곳

Knee joint 무릎관절

Knee 무릎 + joint 관절

대퇴골, 경골, 슬개골로 이루어진 관절 구조

Ligament 인대

근육이 뼈에 부착되는 위치에 근육과 뼈 사이의 연결고리

Lumbago 허리통증, 요통

허리부위에 발생하는 통증

Muscle 근육

근육세포들의 결합조직으로 인체의 움직임 조절 및 자세 유지 등을 담당하는 기관

Myalgia, Myodynia 근육통

My 근육 + algia 통증, 통

근육에서 느껴지는 통증

Open fracture 개방골절

Open 개방성의 + fracture 골절

골절 부위가 개방 창상을 통해 외부와 연결되어 있는 골절

Open reduction   개방정복

Open 개방성의 + reduction 정복술

피부 및 연부조직을 절개하고 뼈를 노출시킨 후 골절 부위의 정렬을 맞추는 수술

Pelvis   골반

2개의 볼기뼈와 천골, 미골로 구성된 골격

Reduction of fracture   골절정복

Reduction 정복 + of -의 + fracture 골절

골절이 된 부위를 바로 맞추는 것

Rib   갈비뼈, 늑골

흉추와 복장뼈를 연결하여 흉곽을 이루는 활모양의 뼈로 총 12쌍으로 구성

Sprain   염좌

인대가 과도하게 늘어나 연조직에 손상이 발생한 것

Stiffness   경직

근긴장항진의 상태로 굳어서 뻣뻣해짐

Tendon   힘줄, 건

근육을 뼈에 연결시키는 섬유성 연부조직

기출 핵심 의학용어 TEST

Q. 빈칸에 들어갈 알맞은 내용을 쓰세요.

		Full term	의미
01	AVN		무혈성괴사
02			골절
03	ORIF		
04			운동범위
05	SMC		
06			전고관절치환술
07			전슬관절치환술
08			절단
09		Cellulitis	
10			통풍
11			골다공증
12		Tibia	
13		Traction	

Answer 01. AVascular Necrosis 02. Fx, Fracture 03. Open Reduction and Internal Fixation, 개방정복술및내부고정술
04. ROM, Range Of Motion 05. Sensory, Motor, Circulation 감각 운동 순환
06. THR, Total Hip Replacement 07. TKR, Total Knee Replacement 08. Amputation
09. 연조직염(봉와직염) 10. Gout 11. Osteoporosis 12. 정강뼈(경골) 13. 견인

기출 예상 의학용어 TEST

Q. 빈칸에 들어갈 알맞은 내용을 쓰세요.

		Full term	의미
01	BK		
02	CR		폐쇄정복술
03			손목굴증후군, 수근관증후군
04	DA		
05			외부고정술
06	LBP		
07	OA		골관절염
08	RA		
09		Cartilage	
10			콜리스골절
11			구획증후군
12		Ligament	
13		Lumbago	
14			경직

Answer 01. Below Knee, 무릎아래 02. Closed Reduction 03. CTS, Carpal Tunnel Syndrome 04. Degenerative Arthritis, 퇴행성관절염(골관절염) 05. E/F, External Fixation 06. Low Back Pain, 허리통증(요통) 07. OsteoArthritis 08. Rheumatoid Arthritis, 류마티스관절염 09. 연골 10. Colle's fracture 11. Compartment syndrome 12. 인대 13. 허리통증(요통) 14. Stiffness

알쏭달쏭 의학용어

1. 경직? 강직? 다 똑같은 말인가요?

1) 경직(Rigidity)

'뻣뻣하다'는 뜻의 'rigiditus'에서 유래되었어요. 비정상적이나 병적인 뻣뻣함 또는 구부리지 못함을 의미해요.
근육 수축으로 인해 증상이 지속됨에 따라 발생하지만 강직과는 달리 갑작스러움, 격렬함, 통증 등이 강조되지는 않아요.

2) 강직(Spasticity)

'당기는 감각, 흔들림, 제어하기 어려운'이라는 뜻의 'spastikos'에서 유래되었어요. 연축(spasm) 증상을 말하기도 하고, 과다 긴장으로 인해 근육이 뻣뻣해지고 운동이 거북한 상태를 의미해요.

3) 관절굳음, 관절강직(Ankylosis)

'비뚤어진, 구부러진'이라는 뜻의 'ankulos'에서 유래되었어요. 병, 손상 혹은 외과적 조치로 관절이 굳어져서 움직일 수 없는 상태를 의미해요.

4) 연축(Spasm)

'당기다'라는 뜻의 'span'에서 유래됐어요. 갑작스러운 비자발적인 근육의 수축을 의미해요.

2. 연조직염? 봉와직염? 봉소직염? 같은 의미인가요?

연조직염은 피하 조직이나 결합 조직에 벌집 모양으로 넓게 번지고 심해지는 화농성 염증으로 벌집 모양의 염증 때문에 이전에는 봉와(송송 뚫어진 벌집의 많은 방)직염, 봉소(벌이 알을 낳고 먹이와 꿀을 저장하는 집)직염으로 불리게 되었어요. 그러나 현대에 우리말 개정 작업을 통해 연조직염이라는 명칭으로 변경되었어요. 세 단어 모두 같은 의미로 쓰인답니다.

Dictionary of Medical Terms

MEMO

근골격계 의학용어 총정리

1. 병원 취업 최신기출용어

약어	Full term	의미	
AVN	AVascular Necrosis	무혈성괴사	☐
Fx	Fracture	골절	☐
ORIF	Open Reduction and Internal Fixation	개방정복술 및 내부고정술	☐
ROM	Range Of Motion	운동범위	☐
SMC	Sensory, Motor, Circulation	감각, 운동, 순환	☐
THR	Total Hip Replacement	전고관절치환술	☐
TKR	Total Knee Replacement	전슬관절치환술	☐

Full term	의미	
Amputation	절단	☐
Cellulitis, Phlegmon	연조직염, 봉와직염	☐
Femur	넙다리뼈, 대퇴골	☐
Fracture of femur	대퇴골절	☐
Gout	통풍	☐
Osteoporosis	골다공증	☐
Sternum fracture	흉골골절	☐
Tibia	정강뼈, 경골	☐
Trace	도수근력검사 항목 중 하나	☐
Traction	견인	☐

2. 병원 취업 기출예상용어

약어	Full term	의미	
AK	Above Knee	무릎위	☐
BK	Below Knee	무릎아래	☐
CR	Closed Reduction	폐쇄정복술	☐
CRIF	Closed Reduction and Internal Fixation	폐쇄정복술 및 내부고정술	☐
CTS	Carpal Tunnel Syndrome	손목굴증후군/수근관증후군	☐
DA	Degenerative Arthritis	퇴행성관절염(골관절염)	☐
E/F	External Fixation	외부고정술	☐
I/F	Internal Fixation	내부고정술	☐
LBP	Low Back Pain	허리통증, 요통	☐
LOM	Limitation Of Motion	운동제한	☐
OA	OsteoArthritis	골관절염	☐
RA	Rheumatoid Arthritis	류마티스관절염	☐

Full term	의미	
Abduction	외전	☐
Ankylosis	관절굳음, 관절강직	☐
Arthralgia	관절통	☐
Arthritis	관절염	☐
Arthroscopy	관절경검사	☐
Cartilage	연골	☐
Clavicle	빗장뼈, 쇄골	☐
Colle's fracture	콜리스골절	☐
Compartment syndrome	구획증후군	☐
Contracture	구축	☐
Contusion	타박상, 좌상	☐
Hip	엉덩이, 고관절	☐
Joint	관절	☐
Knee joint	무릎관절	☐

Ligament	인대	☐
Lumbago	허리통증, 요통	☐
Muscle	근육	☐
Myalgia, Myodynia	근육통	☐
Open fracture	개방골절	☐
Open reduction	개방정복	☐
Pelvis	골반	☐
Reduction of fracture	골절정복	☐
Rib	갈비뼈, 늑골	☐
Sprain	염좌	☐
Stiffness	경직	☐
Tendon	힘줄, 건	☐

쉽고 재미있게 암기하는
간호사면접 의학용어집

07
감각계

184	최신 기출용어
188	기출예상용어
196	의학용어 TEST
198	알쏭달쏭 의학용어
200	의학용어 총정리

감각계 파트는 다른 파트에 비해

출제 빈도가 낮지만 이따금씩

주요 단어를 중심으로 질문하고 있습니다.

기출용어를 중심으로 감각계 주요 질환과

관련된 핵심 단어를 암기해주세요.

07 감각계

병원 취업
최신 기출용어

OD   Oculus Dexter   오른쪽 눈

★★★

Oculus 눈, 안구 + Dexter 오른쪽의

해부학적 자세에서 오른쪽에 해당하는 눈(대상자 기준)

📁 **암기꿀팁**
나는 오른손잡이라 텍스트(Dexter)를 오른손으로 써!

OS   Oculus Sinister   왼쪽 눈

★★★

Oculus 눈, 안구 + Sinister 왼쪽의

해부학적 자세에서 왼쪽에 해당하는 눈(대상자 기준)

📁 **암기꿀팁**
'S'를 쓸 때 왼쪽에서 끝이 나죠?
그것과 연결하여 왼쪽 눈이라고 암기해주세요.
오른쪽 눈과 왼쪽 눈은 약어가 비슷해 헷갈리기 쉬우니
암기꿀팁을 활용해 정확하게 암기해주세요.

참고   OU(Oculus Uterque) 양안

Cataract 백내장

★★★

수정체의 혼탁으로 망막에 선명한 상을 맺지 못하여 시력손상을 초래하는 것을 의미함

📁 **암기꿀팁**

카타르(Cataract)에 가봤어? 모래가 모두 백색(백내장)이더라고

Conjunctivitis 결막염

conjunctiva 결막 + itis 염증

눈 전방부 눈꺼풀 안쪽을 덮고 있는 얇고 투명한 점막인 각막에 염증이 생기는 것으로, 세균, 바이러스, 진균 감염으로 발생하며 전염력이 강함

Ecchymosis 반상출혈

피하 또는 점막, 장액막 밑에서 일어나는 얼룩진 모양의 출혈을 의미함. 출혈 직후 자주색 또는 검고 푸름 → 갈색 → 황색 → 옅어지면서 사라짐

Glaucoma 녹내장

비정상적 안압 상승으로 시신경 위축, 시력 손실 등이 발생하는 것을 의미함

📁 **암기꿀팁**

글라스(Glaucoma)가 녹아버렸네(녹내장)

[참고] 안압의 정상범위: 10~21mmHg

Herpes zoster   대상포진

★★★　　Herpes 포진, 헤르페스 + zoster 허리띠

varicella zoster 바이러스가 원인으로 면역기능 저하 시 발생 빈도가 증가함. 신경절을 따라 일측성 수포성 발진 및 통증이 특징적으로 발생

📁 **암기꿀팁**

대상(대상포진!) 받은 너가 헤초(Herpes zoster)!

Nasal septal perforation   비중격천공

Nasal 코의 + septal 중격의 + perforation 천공, 구멍

비강을 좌우로 나누는 벽. 콧등과 코 끝을 지지하는 역할을 하는 비중격에 구멍이 생긴 것(천공)

Petechia   점상출혈

외상 등의 뚜렷한 원인 없이 진피층의 출혈이 일어나 피부가 붉은색, 보라색으로 변색되어 피부를 압박하여도 색이 변하지 않은 상태로 직경이 3mm 미만임

📁 **암기꿀팁**

피(Pe) 튀긴(techia) 작은 점들의 모습은 점상출혈 같아!

> 참고　복수형 Petechiae

Purpura   자반증

외상 등의 뚜렷한 원인 없이 진피층의 출혈이 일어나 피부가 붉은색, 보라색으로 변색되어 피부를 압박하여도 색이 변하지 않은 상태가 지속적, 반복으로 나타난 경우로 직경이 3mm 이상임

👆 **포인트콕**

자반증의 '자'는 자줏빛을 의미하며, '반'은 또렷하지 않고 얼룩진 것을 의미합니다.

Sore   욕창

★★★

지속, 반복적인 압박에 의한 혈액순환 장애로 발생하는 조직 괴사

📁 **암기꿀팁**

Sehr에서 유래되었어요. Sehr은 매우(very)라는 의미로 '극심한, 강렬한 고통을 주는'과 연결되는 단어입니다. 욕창이 생기면 통증이 발생해 유래되었다고 생각하고 암기해 보세요!

참고 욕창의 단계
1단계 욕창: 손상되지 않는 피부 위에 압력이 제거되어도 소실되지 않는 홍반이 있음
2단계 욕창: 진피를 포함한 부분적인 두꺼운 피부 상실로 궤양은 표면적이며 찰과상을 입은 상태로 수포 또는 얕게 파인 구멍이 있음
3단계 욕창: 피하조직 손상, 괴사를 포함한 두꺼운 피부 손실로 궤양은 깊게 파이며, 주변 조직의 손상이 있을 수 있음
4단계 욕창: 광범위한 손상과 조직 괴사로 근육, 뼈, 결체조직(건, 관절낭)의 손상을 포함한 완전히 두꺼운 피부 손실이 있음
심부조직손상 의심 단계: 국소부위에 보라색이나 갈색의 변색은 있으나 피부 손상은 나타나지 않음
미분류 단계: 괴사조직으로 상처 기저부가 덮여져 있어서 조직의 손상 깊이를 알 수 없음

Urticaria   두드러기

피부혈관의 투과성 증가로 혈장 성분이 일시적으로 조직 내 축적되어 팽진 및 발적이 나타나는 현상

📁 **암기꿀팁**

얼티게(Urticaria) 두드러기가 나다니!

참고 동의어 hives

07 감각계 / 병원 취업 기출예상용어

COM   **Chronic Otitis Media**   만성중이염

Chronic 만성적인 + Otitis 이염, 귀염 + Media 중막, 중간의

중이강 내 발생하는 모든 염증성 변화로 3개월 이상 지속되는 경우

LR   **Light Reflex**   대광반사, 빛반사

Light 빛 + Reflex 반사

동공반사 중 하나로 한쪽 눈에 빛을 비출 때 동공이 축소하는지, 반대쪽 동공도 축소하는지 확인하는 검사

OM   **Otitis Media**   중이염

Otitis 이염, 귀염 + Media 중막, 중간의

중이강 내 발생하는 모든 염증성 변화

OU   **Oculus Uterque**   양안

Oculus 눈, 안구 + Uterque 양쪽

양쪽 눈을 모두 지칭하는 말

Abrasion   찰과상

물체와의 마찰에 의해 피부 표면에 생긴 외상

Blepharoptosis — 안검하수

상안검이 비정상적으로 낮은 수준으로 쳐진 상태

Cleft lip — 구순열

Cleft 틈, 틈새, 갈림 + lip 입술, 구순

선천적으로 윗입술 사이가 갈라져 있는 것

Cleft palate — 구개열

Cleft 틈, 틈새, 갈림 + palate 입천장, 구개

선천적으로 입천장이 갈라져 있는 것

Conjunctiva — 결막

눈꺼풀의 안쪽과 안구의 흰 부분을 덮고 있는 투명하고 얇은 점막

Contact dermatitis — 접촉피부염

Contact 접촉 + dermat 피부의 + itis 염증

외부 물질을 접촉했을 때 발생하는 피부염

Cornea — 각막

동공과 홍채를 보호하는 눈 앞쪽의 볼록하고 투명한 막

Crust — 가피, (상처)딱지

상처 부위에 혈청과 농, 혈액 등의 마른 덩어리

Dermatitis   피부염

Dermat 피부의 + itis 염증

피부에 나타나는 염증

Diplopia   복시

한 개의 물체가 둘로 보이거나 그림자가 발생해 이중으로 보이는 현상

Erosion   미란, 까짐, 짓무름

피부의 표층 또는 점막하층이 결손된 상태

Eruption   발진

피부나 점막에 붉어지면서 발생하는 작은 종기

Erythema   홍반

피부나 점막에 발생하는 여러 가지 모양의 적색 반점

Granulation tissue   육아조직

Granulation 새살, 육아 + tissue 조직

모세혈관이 풍부한 결합조직으로 조직 결손을 메우고 오염 등을 방지함

Hordeolum   다래끼

눈꺼풀에 있는 분비샘에 발생한 급성 염증

Iris 홍채

동공 주위를 둘러싼 막으로 눈으로 들어오는 빛의 양을 조절함

Keratitis 각막염

Kerat 각막 + itis 염증

각막에 발생한 염증

Laceration 열상

외부의 힘이 피부와 피부밑 조직에 작용하여 찢어진 상처

Lens 수정체

눈 속에 있는 볼록렌즈의 모양으로 투명한 조직, 빛이 통과할 때 빛을 모음

Meniere's disease 메니에르병

Meniere's 메니에르 + disease 질환

발작성 현훈, 감각신경성 난청, 이명, 이충만감을 특징으로 하는 질환

Mydriasis 동공확대, 산동

여러 원인으로 동공이 확대되는 현상

Nystagmus 안구진탕, 눈떨림

무의식적으로 발생하는 빠르고 리듬감 있는 눈의 운동

Optic neuritis　　　　　　　　　　　시신경염

Optic 눈의 + neur 신경 + itis 염증

시신경 수초의 염증이나 탈수초화로 인한 시신경 질환, 갑작스러운 시력감소가 나타남

Otalgia　　　　　　　　　　　귀통증

Ot 귀 + algia 통, 통증

귀에 발생하는 통증

Otitis externa　　　　　　　　　　　외이도염

Otitis 이염, 귀염 + externa 외부의, 바깥의

외이도의 세균이나 진균 등의 감염에 의한 염증성 질환

Otoscopy　　　　　　　　　　　이경검사

Ot 귀 + oscopy 관찰, 검사

귀 안을 들여다볼 수 있도록 고안된 기구(이경)를 사용하여 귀를 관찰하는 방법으로 외이와 고막을 눈으로 관찰할 수 있음

Psoriasis　　　　　　　　　　　건선

만성 재발성 질환으로 은백색의 인설로 덮은 홍반성 구진이 나타나며 전신 피부 어디에나 발생할 수 있음

Retina　　　　　　　　　　　망막

안구의 가장 안쪽에 위치한 신경조직으로 빛에 의한 정보를 전기적 정보로 전환하여 뇌로 전달

Rhinitis 비염

Rhin 코, 비강 + itis 염증

코 점막의 염증성 질환

Rhinorrhea 콧물, 비루

Rhino 코, 비강 + rrhea 유출, 방출

코 점막으로부터 묽은 점액이 다량 흘러나오는 현상

Sclera 공막

각막을 제외한 안구 대부분을 싼 흰색의 막

Skin graft 피부이식

Skin 피부 + graft 이식

표피와 진피 일부 또는 전부를 공여부에서 채취하여 피부 결손 부위인 수혜부로 옮겨 이식하는 수술

Strabismus 사시

두 눈의 정렬이 일치하지 않아 두 눈의 대응망막점에 서로 다른 상이 맺히는 병적 상태

Tinnitus 귀울림, 이명

외부에서 소리 자극이 없는데도 불구하고 소리를 느끼는 현상으로 '삐', '윙' 소리와 같은 의미 없는 단순한 소리가 들림

Tympanic membrane 고막

Tympanic 고막의, 중이의 + membrane 막

외이와 중이 경계에 위치하는 얇고 투명한 막으로 소리 자극에 의해 진동하여 이소골을 통해 달팽이관까지 소리 진동을 전달

Vesicle 소수포, 잔물집

피부와 점막 사이에 작게 융기된 맑은 액체가 들어있는 물집

Vitiligo 백반증

멜라닌 색소 감소로 인해 피부에 백색 반점이 나타나는 질환

Wart 사마귀

피부에 볼록하게 융기된 양성종양

참고 동의어 Verruca

MEMO

기출 핵심 의학용어 TEST

Q. 빈칸에 들어갈 알맞은 내용을 쓰세요.

	Full term	의미
01		오른쪽 눈
02		왼쪽 눈
03		백내장
04	Conjunctivitis	
05	Ecchymosis	
06	Glaucoma	
07		대상포진
08		비중격천공
09		점상출혈
10	Purpura	
11		두드러기

Answer 01. OD, Oculus Dexter 02. OS, Oculus Sinister 03. Cataract 04. 결막염 05. 반상출혈 06. 녹내장 07. Herpes zoster 08. Nasal septal perforation 09. Petechia 10. 자반증 11. Urticaria

기출 예상 의학용어 TEST

Q. 빈칸에 들어갈 알맞은 내용을 쓰세요.

		Full term	의미
01	COM		만성중이염
02	LR		
03	OU	Oculus Uterque	
04		Abrasion	
05			구순열
06		Diplopia	
07			미란, 까짐, 짓무름
08		Erythema	
09			열상
10		Mydriasis	
11			안구진탕, 눈떨림
12			귀통증
13			건선

Answer 01. Chronic Otitis Media 02. Light Reflex, 대광반사(빛반사) 03. 양안 04. 찰과상 05. Cleft lip 06. 복시 07. Erosion 08. 홍반 09. Laceration 10. 동공확대(산동) 11. Nystagmus 12. Otalgia 13. Psoriasis

알쏭달쏭 의학용어

1. 반상출혈? 점상출혈? 자반증? 어떻게 다를까?

1) 반상출혈(Ecchymosis)

또 다른 표현은 멍(Bruise)으로 자반증과 비슷해 보이지만 1cm 초과되는 사이즈를 의미해요. 맞거나 부딪히는 등의 타박상으로 인해 생기고, 질환에 의해 생기는 경우도 있어요.
반상출혈이 있는 부위를 심장보다 올리거나 초기 냉찜질, 2~3일 경과 후 온찜질을 해주면 정상 피부로 빨리 회복할 수 있어요.

2) 점상출혈(Petechia)

모세혈관 출혈로 인해 피부에 나타나는 작고 둥근 반점으로, 압력을 가했을 때 색이 변하지 않고, 사라지지 않아요(Non-blanching rash). 혈소판, 지혈, 응고 관련 질환에서 흔히 볼 수 있는 증상이에요.

3) 자반증(Purpura)

점상출혈이 합쳐진 것으로, 점상출혈보다 큰 3mm 이상의 크기예요.

Dictionary of Medical Terms

MEMO

감각계 의학용어 총정리

1. 병원 취업 최신 기출용어

약어	Full term	의미	
OD	Oculus Dexter	오른쪽 눈	☐
OS	Oculus Sinister	왼쪽 눈	☐

Full term	의미	
Cataract	백내장	☐
Conjunctivitis	결막염	☐
Ecchymosis	반상출혈	☐
Glaucoma	녹내장	☐
Herpes zoster	대상포진	☐
Nasal septal perforation	비중격천공	☐
Petechia	점상출혈	☐
Purpura	자반증	☐
Sore	욕창	☐
Urticaria	두드러기	☐

2. 병원 취업 기출예상용어

약어	Full term	의미	
COM	Chronic Otitis Media	만성중이염	☐
LR	Light Reflex	대광반사, 빛반사	☐
OM	Otitis Media	중이염	☐
OU	Oculus Uterque	양안	☐

Full term	의미	
Abrasion	찰과상	☐
Blepharoptosis	안검하수	☐
Cleft lip	구순열	☐
Cleft palate	구개열	☐
Conjunctiva	결막	☐
Contact dermatitis	접촉피부염	☐
Cornea	각막	☐
Crust	가피, (상처)딱지	☐
Dermatitis	피부염	☐
Diplopia	복시	☐
Erosion	미란, 까짐, 짓무름	☐
Eruption	발진	☐
Erythema	홍반	☐
Granulation tissue	육아조직	☐
Hordeolum	다래끼	☐
Iris	홍채	☐
Keratitis	각막염	☐
Laceration	열상	☐
Lens	수정체	☐
Meniere's disease	메니에르병	☐
Mydriasis	동공확대, 산동	☐
Nystagmus	안구진탕, 눈떨림	☐
Optic neuritis	시신경염	☐
Otalgia	귀통증	☐
Otitis externa	외이도염	☐
Otoscopy	이경검사	☐
Psoriasis	건선	☐
Retina	망막	☐
Rhinitis	비염	☐

Rhinorrhea	콧물, 비루	☐
Sclera	공막	☐
Skin graft	피부이식	☐
Strabismus	사시	☐
Tinnitus	귀울림, 이명	☐
Tympanic membrane	고막	☐
Vesicle	소수포, 잔물집	☐
Vitiligo	백반증	☐

쉽고 재미있게 암기하는
간호사면접 의학용어집

08
혈액계 · 내분비계

206   최신 기출용어
212   기출예상용어
220   의학용어 TEST
222   알쏭달쏭 의학용어
224   의학용어 총정리

혈액계·내분비계 파트는 출제빈도가 높은 파트는 아니지만, 당뇨병과 백혈병 등 계열의 대표가 되는 질환들은 다빈도로 출제되기 때문에, 관련 의학용어들은 정확하게 숙지합니다.

08 혈액계·내분비계

병원 취업
최신 기출용어

ALL　Acute Lymphocytic Leukemia　　급성림프구백혈병

Acute 급성의 + Lymphocytic 림프구성의 + Leukemia 백혈병

림프구계 백혈구가 악성 세포로 변하여 골수에서 증식하는 것을 의미함

👉 **포인트콕**

림프구백혈병은 ALL, CLL로 나눌 수 있어요. ALL은 급성일 때, CLL은 만성일 때를 의미합니다. 급성과 만성에 따라 분류된다는 점을 기억하면서 CLL 용어의 full term, 한글 뜻도 암기해주세요.

> 참고　CLL(Chronic Lymphocytic Leukemia) 만성림프구백혈병

AML　Acute Myelogenous Leukemia　　급성골수세포백혈병

Acute 급성의 + Myelogenous 골수성의 + Leukemia 백혈병

미성숙 과립구가 비정상적으로 증식하여 골수에 축적되는 것을 의미함

👉 **포인트콕**

골수성백혈병은 AML, CML로 나눌 수 있어요. AML은 급성일 때, CML은 만성일 때를 의미합니다. 급성과 만성에 따라 분류된다는 점을 기억하면서 CML 용어의 full term, 한글 뜻도 확인해주세요.

> 참고　CML(Chronic Myelogenous Leukemia) 만성골수세포백혈병

| **ANC** | **Absolute Neutrophil Count** | 절대호중구수 |

★★★

Absolute 절대의 + Neutrophil 호중구 + Count 계산, 수

전체 백혈구에서 호중구가 차지하는 %를 수치로 환산한 것

📁 **암기꿀팁**

환자의 면역력을 나타내는 지표가 되므로 면접에서 자주 질문하는 용어이니 꼭 암기해야 합니다. ANC의 full term 및 한글 뜻, 정상범위까지 알아둡니다. 의료기관마다 역격리 기준이 다를 수 있으나 대개 ANC 수치가 500/ul 이하로 저하되었을 때 역격리를 시행합니다.

> 참고 ANC 수치에 따른 의미
> ANC 1,500/ul 이상: 정상
> ANC 1,000~1,500/ul: 호중구 감소증(경증)
> ANC 500~1,000/ul: 호중구 감소증(중등증)
> ANC 500/ul 이하: 호중구 감소증(중증) → 무과립구증으로 판단, 역격리 시행

| **BM** | **Bone Marrow** | 골수 |

Bone 뼈, 골 + Marrow 속질, 골수

뼈 안에 존재하는 부드러운 조직으로 적혈구, 백혈구, 혈소판과 같은 혈액세포를 생성하는 기관

📁 **암기꿀팁**

Marrow는 '속을 채우는 물질'을 의미해요. 매로우~ 마쉬맬로우~ 말랑말랑 부드러운 조직에서 혈액세포를 만든다고 외워보세요.

| **CML** | **Chronic Myelogenous Leukemia** | 만성골수세포백혈병 |

Chronic 만성적인 + Myelogenous 골수성의 + Leukemia 백혈병

림프절에 작고 비정상적인 B림프구가 축적되는 것으로, 천천히 진행됨

> 참고 AML(Acute Myelogenous Leukemia) 급성골수세포백혈병

DIC   Disseminated Intravascular Coagulation   파종성혈관내응고

★★★

Disseminated 파종성의, 산재성의 + Intravascular 혈관 내의 + Coagulation 응고

혈액 응고에 관여하는 혈액 내 단백질들이 과도하게 활성화되어 다양한 크기의 혈전이 생성됨. 혈소판과 혈액응고 인자가 소모되어 출혈이 발생함

📁 **암기꿀팁**

디게 여기저기서 세미나(Disseminated) 많이 하네! 아이씨(IC) 혈관 내 응고 생기겠어

D 디게 여기저기서 세미나(Disseminated) 많이 하네!
IC 아이씨(IC) 혈관 내 응고(Intravascular Coagulation) 생기겠어

DKA   Diabetic KetoAcidosis   당뇨병성케톤산증

★★★

Diabetic 당뇨병성 + Keto 케톤 + Acidosis 산증

인슐린 용량이 현저히 부족하거나 생성되지 않아 발생하는 대사성 산증 상태를 의미하며, 주로 1형 당뇨병 환자에게서 볼 수 있는 증상

> 참고   HHNS(Hyperglycemic Hyperosmolar Nonketotic Syndrome) 고혈당성 고삼투성 비케톤성 증후군

DM   Diabetes Mellitus   당뇨병

★★★

Diabetes 당뇨병, 다뇨질환 + Mellitus 단, 달콤한

인슐린의 분비량이 부족하거나 정상적인 기능이 이루어지지 않아 발생하는 대사성 질환

> 참고   IDDM(Insulin Dependent Diabetes Mellitus) 인슐린의존성당뇨병
> NIDDM(Non-Insulin Dependent Diabetes Mellitus) 인슐린비의존성당뇨병

FBS   Fasting Blood Sugar   공복시혈당

Fasting 금식 + Blood 피, 혈액 + Sugar 당분, 당

8시간 이상 금식 후 측정한 혈당으로, 정상수치는 100mg/dL 미만

> 참고   HbA1C(HemogloBin A1C) 당화혈색소
> GTT(Glucose Tolerance Test) 당부하검사

| **IDA** | **Iron Deficiency Anemia** | 철결핍성빈혈 |

Iron 철 + Deficiency 결핍 + Anemia 빈혈

철 결핍으로 혈색소의 형성 장애가 발생하여 빈혈이 발생하는 것을 의미함

| **RT** ★★★ | **Radiation Therapy** | 방사선요법 |

Radiation 방사선 + Therapy 치료

암세포에 방사선을 조사하여 암세포를 파괴하고 증식하는 것을 막는 치료방법

🕯 **포인트콕**
암세포 파괴 및 증식 억제를 위해 방사선요법, 화학요법 등을 시행할 수 있습니다. 방사선요법과 함께 화학요법을 의미하는 용어도 출제될 수 있으니 함께 암기해주세요.

[참고] chemotherapy, chemiotherapy 화학요법

| **TNM** | **Tumor, lymph Node, Metastasis** | TNM 분류
(종양/림프절/전이 분류) |

암의 분류체계로 종양의 크기 및 침범 범위/침범된 림프절의 개수, 위치, 크기/원격 전이의 유무에 따라 분류함

| **WBC** | **White Blood Cell** | 백혈구 |

White 흰색, 백색 + Blood 피, 혈액 + Cell 세포

혈장의 혈구 세포 중 하나로 세균 및 외부 물질로부터 신체를 보호함

📂 **암기꿀팁**
혈액을 원심분리하면 백혈구는 흰 층으로 보여요. 하얀색 백혈구! White Blood Cell로 암기해주세요.

Adenocarcinoma   선암종

Adeno- 선, 샘(gland) + carcinoma 상피성 암종

샘 조직의 상피에 발생하는 암으로 위, 창자, 기관지 등의 점막을 비롯하여 전립샘, 난소, 갑상샘의 샘 조직이나 배설관에 발생함

Hypoglycemia   저혈당

★★★

Hypo- 저 + glycemia 혈당증

혈당이 정상 이하로 떨어지는 상태, 보통 혈당이 70mg/dL 이하를 의미함

👆 **포인트콕**
저혈당, 고혈당의 의학용어 및 증상, 관련 중재를 물어보는 경우가 있어요. 참고에 있는 고혈당 용어까지 함께 암기해주세요. 각각의 상태에 따른 특징적인 증상 및 관련 중재도 알아둡니다.

[참고] hyperglycemia 고혈당

Leukemia   백혈병

★★★

Leuk 흰, 백혈구 + emia -한 혈액을 가진 상태

여러 원인으로 골수의 정상 혈액세포가 비정상적으로 증식하여 정상 혈액세포의 수치를 감소시킴

Malignancy   악성

종양의 분류 중 하나로 성장 속도가 빠르고 왕성하게 증식하며 전이가 쉽고 생명에 위협을 줄 수 있음

📁 **암기꿀팁**
상대방 페이스에 말리고 있어!(Malignancy) 안 좋은거!

[참고] malignant tumor 악성종양
benign tumor 양성종양

Thrombocytopenia 혈소판감소

Thrombo- 혈전, 응고 + cytopenia 혈구감소증

혈액 응고, 지혈을 담당하는 혈소판의 수가 감소하는 것을 의미함

👆 포인트콕

Cytopenia 앞에 부족한 혈구 이름을 붙이면 다양한 명칭이 됩니다. 그렇다면, 백혈구감소의 의학용어는 무엇일까요? 백혈구를 의미하는 'leuk'이 붙어 Leukocytopenia가 됩니다.

> 참고 -cytopenia의 예시
> leukocytopenia 백혈구감소
> erythrocytopenia 적혈구감소
> lymphocytopenia 림프구감소

08 혈액계·내분비계 / 병원 취업 기출예상용어

AA **Aplastic Anemia** 재생불량성빈혈

Aplastic 무형성의, 형성부전의 + Anemia 빈혈

다양한 원인으로 골수저형성과 범혈구감소증을 보이는 상태

ACTH **AdrenoCorticoTropic Hormone** 부신피질자극호르몬

Adreno 부신 + Cortico 피질 + Tropic 활동을 자극하는 + Hormone 호르몬

뇌하수체 전엽에서 분비되어 부신피질을 자극하는 호르몬

BMT **Bone Marrow Transplantation** 골수이식

Bone 뼈, 골 + Marrow 속질, 골수 + Transplantation 이식

환자에게 건강한 골수에서 채취한 조혈모 세포를 이식하는 것

BST **Blood Sugar Test** 혈당검사

Blood 피, 혈액 + Sugar 당분, 당 + Test 검사

혈액 속에 포함되어 있는 포도당을 측정하는 검사로 당뇨병의 진단 및 관리에 이용됨

CIS **Carcinoma In Situ** 상피내암(종)

Carcinoma 암종 + In Situ 제자리, 정위치

상피(신체의 내부나 외부를 쌓는 조직) 세포의 악성변화로 생기는 암을 의미함

CLL **Chronic Lymphocytic Leukemia** 만성림프구백혈병

Chronic 만성적인 + Lymphocytic 림프구성의 + Leukemia 백혈병

비교적 성숙한 림프구들이 골수 및 말초혈액, 림프 조직에 비정상적으로 축적되는 질환

CTx **Chemotherapy, Chemiotherapy** 화학요법

Chemo 화학 + therapy 치료, 요법

화학물질로 치료하는 방법

DI **Diabetes Insipidus** 요붕증

Diabetes 당뇨병, 다뇨질환 + Insipidus 맛없는, 무미한

혈장 삼투질 농도에 비해 부적절하게 희석된 요를 비정상적으로 많이 배설하는 증후군

GTT **Glucose Tolerance Test** 당부하검사

Glucose 포도당 + Tolerance 내성, 견딤 + Test 검사

당을 체내에 투여하고 시간 별로 혈액을 채취하여 혈당의 농도를 확인하는 검사로 당뇨병의 진단에 사용됨

HD **Hodgkin's Disease** 호지킨병

Hodgkin's 호지킨 + Disease 질환

악성 림프종의 한 종류

IDDM	**Insulin-Dependent Diabetes Mellitus**	인슐린의존성당뇨병

Insulin 인슐린 + Dependent 의존적인 + Diabetes 당뇨병, 다뇨 질환 + Mellitus 단, 달콤한

췌장의 베타세포의 파괴로 인슐린의 생성이 어려워 인슐린이 절대적으로 부족해 발생하는 당뇨병

ITP	**Idiopathic Thrombocytopenic Purpura**	특발성혈소판감소성자반증

Idiopathic 특발성의 + Thrombocytopenic 혈소판감소성 + Purpura 자반증

후천적인 혈액응고 장애 질환으로 혈소판 수가 감소하고 점상출혈이나 자반이 나타남

MM	**Multiple Myeloma**	다발성골수종

Multiple 다발의 + Myeloma 골수종

골수에서 비정상적인 악성 형질세포가 증식하여 고칼륨혈증, 신부전, 빈혈 등의 증상이나 면역 기능 저하로 감염 등이 초래되는 질환

NHL	**Non-Hodgkin's Lymphoma**	비호지킨림프종

Non -이 아님, 비 + Hodgkin's 호지킨 + Disease 질환

림프조직에서 발생하는 혈액학적 악성 종양

NIDDM	**Non-Insulin-Dependent Diabetes Mellitus**	인슐린비의존성당뇨병

Non -이 아님, 비 + Insulin 인슐린 + Dependent 의존적인 + Diabetes 당뇨병, 다뇨 질환 + Mellitus 단, 달콤한

췌장의 베타세포에서 인슐린 분비 능력은 있지만, 충분히 생성하지 못하거나 인슐린 저항성으로 혈당 조절에 어려움이 있는 당뇨병

| **SIADH** | **Syndrome of Inappropriate secretion of AntiDiuretic Hormone** | 항이뇨호르몬 부적절분비증후군 |

Syndrome 증후군 + of -의 + Inappropriate 부적절한 + secretion 분비 + of -의 + AntiDiuretic 항이뇨의 + Hormone 호르몬

ADH(항이뇨호르몬)의 분비 이상으로 수분 축적, 저나트륨혈증 등이 나타나는 질환

| **TSH** | **Thyroid Stimulating Hormone** | 갑상샘자극호르몬 |

Thyroid 갑상샘 + Stimulating 자극이 되는 + Hormone 호르몬

뇌하수체에서 생성되는 호르몬으로 갑상샘 호르몬의 생성과 분비를 자극

Adrenal cortex 부신피질

Adrenal 부신의 + cortex 피질

부신의 바깥쪽에 있는 부분으로 코르티솔, 알도스테론, 안드로겐 등의 호르몬을 분비함

Adrenal gland 부신

Adrenal 부신의 + gland 샘

좌우 신장 위에 위치하며 호르몬을 분비하는 내분비기관으로 수질과 피질로 이루어짐

Adrenal medulla 부신수질

Adrenal 부신의 + medulla 속질, 수질

부신의 안쪽에 있는 부분, 교감신경의 자극에 의해 카테콜라민을 분비함

Anemia 빈혈

순환하는 적혈구의 양이 조직 내 산소요구량을 충족시키지 못할 정도로 감소된 상태

Carcinoma 암종

상피세포의 과도한 증식에 의한 악성종양

Diabetic nephropathy 당뇨병성신장질환

Diabetic 당뇨병의 + nephropathy 신장병증

당뇨의 합병증으로 다른 신장 질환 없이 당뇨에 의해 신장이 손상된 것을 의미함

Hemolytic anemia 용혈성 빈혈

Hemolytic 용혈의 + anemia 빈혈

적혈구가 정상적인 수명을 채우지 못하고 빠르게 파괴되어 발생하는 빈혈

Hemophilia 혈우병

Hemo 혈액의 + philia 좋아함

X 염색체 유전자의 돌연변이로 혈액 내 Ⅷ, Ⅸ번 응고인자가 부족하여 발생하는 출혈성 질환을 의미함

Hyperthyroidism 갑상샘기능항진증

Hyper 과도한 + thyroid 갑상샘 + ism 상태

혈액 내 갑상샘 호르몬의 과다 분비로 말초 조직의 대사가 항진되는 것

Hypothyroidism 갑상샘기능저하증

Hypo 낮은, 아래의 + thyroid 갑상샘 + ism 상태

혈액 내 갑상샘 호르몬의 결핍으로 발생하는 질환

Leukocytosis   백혈구증가(증)

Leuko 백혈구 + cytosis 이상수 증가

혈액 내 백혈구(또는 백혈병세포)의 수가 50,000/μL 또는 100,000/μL 이상인 경우

Leukopenia, Leukocytopenia   백혈구감소(증)

Leuko 백혈구 + penia, cytopenia -의 부족

혈액 내 백혈구의 수가 정상수치 이하로 감소된 경우

Metastatic carcinoma   전이암종

Metastatic 전이 + carcinoma 암종

종양 세포가 한 기관이나 부분으로부터 거리상 분리된 곳으로 옮겨가는 현상

Parathyroid gland   부갑상샘

Parathyroid 부갑상샘 + gland 샘

갑상샘 속에 존재하는 조그만 호르몬 분비기관으로 부갑상샘호르몬을 분비함

Pernicious anemia   악성빈혈

Pernicious 악성의 + anemia 빈혈

빈혈의 한 종류로 비타민B12가 체내에 부족하여 생기는 빈혈

Pituitary gland   뇌하수체

뇌 가운데 아랫부분에 위치한 작은 내분비샘으로 다양한 호르몬 분비를 총괄함

참고 동의어 Hypophysis

Thrombocytopenic purpura 혈소판감소성자반증

Thrombocytopenic 혈소판감소성 + purpura 자반증

다양한 원인으로 혈소판 수가 감소하고 점상출혈이나 자반이 나타남

Thyroid gland 갑상샘

Thyroid 갑상샘 + gland 샘

사람 몸의 가장 큰 내분비샘으로 목의 앞쪽, 아래쪽에 위치하며 2엽으로 구성됨. 갑상샘호르몬을 분비, 저장, 방출함

MEMO

기출 **핵심** 의학용어 TEST

Q. 빈칸에 들어갈 알맞은 내용을 쓰세요.

		Full term	의미
01	ALL		
02			파종성혈관내응고
03	DM		
04			공복시혈당
05	IDA		
06	WBC		
07			저혈당
08			백혈병
09		Malignancy	
10		Thrombocytopenia	

Answer 01. Acute Lymphocytic Leukemia, 급성림프구백혈병 02. DIC, Disseminated Intravascular Coagulation 03. Diabetes Mellitus, 당뇨병 04. FBS, Fasting Blood Sugar 05. Iron Deficiency Anemia, 철결핍성빈혈 06. White Blood Cell, 백혈구 07. Hypoglycemia 08. Leukemia 09. 악성 10. 혈소판감소증

기출 예상 의학용어 TEST

Q. 빈칸에 들어갈 알맞은 내용을 쓰세요.

		Full term	의미
01	BST		
02	CLL		
03			요붕증
04	GTT		
05	IDDM		
06			갑상샘자극호르몬
07			빈혈
08		Hyperthyroidism	
09		Leukocytosis	
10		Parathyroid gland	
11			갑상샘

Answer 01. Blood Sugar Test, 혈당검사 02. Chronic Lymphocytic Leukemia, 만성림프구성백혈병
03. DI, Diabetes Insipidus 04. Glucose Tolerance Test, 당부하검사
05. Insulin Dependent Diabetes Mellitus, 인슐린의존성당뇨병 06. TSH, Thyroid Stimulating Hormone
07. Anemia 08. 갑상샘기능항진증 09. 백혈구증가(증) 10. 부갑상샘 11. Thyroid gland

알쏭달쏭 의학용어

1. 갑상샘? 갑상선? 뭐가 맞는 건가요?

갑상선(甲狀腺)은 한자어로 갑옷 형상의 선을 의미해요. 이 때 선(腺)은 호르몬을 분비하는 샘을 의미하기 때문에 갑옷 형상의 샘과 같은 의미라고 생각하시면 돼요.

선과 샘은 같은 의미로서, 2003년 국립국어원에서 선을 고유어인 샘으로 순화하여 사용하고 있어요. 갑상샘으로 순화했음에도 불구하고, 두 단어를 혼용하여 많이 사용하고 있어요.

2. 다양한 백혈병 종류

백혈병은 크게 4가지로 나누어 분류하는데, 증식되는 세포의 종류에 따라서 림프구성, 골수성으로 분류되며 임상경과의 진행속도와 백혈병 세포의 분화 성숙 능력에 따라서 급성, 만성으로 분류할 수 있어요.

[표] 백혈병의 분류

	급성 Acute	만성 Chronic
골수성 Myelogenous	급성골수세포백혈병 Acute Myelogenous Leukemia	만성골수세포백혈병 Chronic Myelogenous Leukemia
림프구성 Lymphocytic	급성림프구백혈병 Acute Lymphocytic Leukemia	만성림프구백혈병 Chronic Lymphocytic Leukemia

Dictionary of Medical Terms

3. DI(Diabetes Insipidus) 용어가 생소해요.

Diabetes는 압력 차이를 이용해 물을 옮기는 기구인 사이펀(siphon)을 부르는 그리스어 명사 'diabainein'에서 기원했어요. 이 단어는 두 개의 의미 즉, dia(through)와 bainein(to go)가 합쳐져 있어요.

Aretaeus(1세기경 그리스 의사)는 다량의 수분이 바로 오줌으로 나가는 병에 처음으로 'diabetes'를 붙인 의사로 '몸 안의 수분을 뽑아내어 버리듯 과도하게 많은 오줌이 배출된다.'라는 뜻을 숨겨둔 셈이에요. 그러므로 diabetes의 원래 뜻은 다뇨증(polyuria)이 됩니다.

Insipidus는 그리스어로 '맛없는, 무미한'의 뜻이에요. 이 둘을 합쳐서 아무 맛이 없는, 무미한 다뇨증으로 요붕증을 이해할 수 있어요.

혈액계·내분비계 의학용어 총정리

1. 병원 취업 최신 기출용어

약어	Full term	의미	
ALL	Acute Lymphocytic Leukemia	급성림프구백혈병	☐
AML	Acute Myelogenous Leukemia	급성골수성백혈병	☐
ANC	Absolute Neutrophil Count	절대호중구수	☐
BM	Bone Marrow	골수	☐
CML	Chronic Myelogenous Leukemia	만성골수성백혈병	☐
DIC	Disseminated Intravascular Coagulation	파종성혈관내응고	☐
DKA	Diabetic KetoAcidosis	당뇨병성케톤산증	☐
DM	Diabetes Mellitus	당뇨병	☐
FBS	Fasting Blood Sugar	공복시혈당	☐
IDA	Iron Deficiency Anemia	철결핍성빈혈	☐
RT	Radiation Therapy	방사선치료(요법)	☐
TNM	Tumor, lymph Node, Metastasis	TNM 분류 (종양/림프절/전이 분류)	☐
WBC	White Blood Cell	백혈구	☐

Full term	의미	
Adenocarcinoma	선암종	☐
Hypoglycemia	저혈당	☐
Leukemia	백혈병	☐
Malignancy	악성	☐
Thrombocytopenia	혈소판감소증	☐

2. 병원 취업 기출예상용어

약어	Full term	의미	
AA	Aplastic Anemia	재생불량성빈혈	☐
ACTH	AdrenoCorticoTropic Hormone	부신피질자극호르몬	☐
BMT	Bone Marrow Transplantation	골수이식	☐
BST	Blood Sugar Test	혈당검사	☐
CIS	Carcinoma In Situ	상피내암(종)	☐
CLL	Chronic Lymphocytic Leukemia	만성림프구성백혈병	☐
CTx	Chemotherapy, Chemiotherapy	화학요법	☐
DI	Diabetes Insipidus	요붕증	☐
GTT	Glucose Tolerance Test	당부하검사	☐
HD	Hodgkin's Disease	호지킨병	☐
IDDM	Insulin-Dependent Diabetes Mellitus	인슐린의존성당뇨병	☐
ITP	Idiopathic Thrombocytopenic Purpura	특발성혈소판감소성자반증	☐
MM	Multiple Myeloma	다발성골수종	☐
NHL	Non-Hodgkin's Lymphoma	비호지킨림프종	☐
NIDDM	Non-Insulin-Dependent Diabetes Mellitus	인슐린비의존성당뇨병	☐
SIADH	Syndrome of Inappropriate secretion of AntiDiuretic Hormone	항이뇨호르몬부적절분비증후군	☐
TSH	Thyroid Stimulating Hormone	갑상샘자극호르몬	☐

Full term	의미	
Adrenal cortex	부신피질	☐
Adrenal gland	부신	☐
Adrenal medulla	부신수질	☐
Anemia	빈혈	☐
Carcinoma	암종	☐
Diabetic nephropathy	당뇨병성신장질환	☐
Hemolytic anemia	용혈성 빈혈	☐
Hemophilia	혈우병	☐
Hyperthyroidism	갑상샘기능항진증	☐

Hypothyroidism	갑상샘기능저하증	☐
Leukocytosis	백혈구증가(증)	☐
Leukopenia	백혈구감소(증)	☐
Metastatic carcinoma	전이암종	☐
Parathyroid gland	부갑상샘	☐
Pernicious anemia	악성빈혈	☐
Pituitary gland	뇌하수체	☐
Thrombocytopenic purpura	혈소판감소성자반증	☐
Thyroid gland	갑상샘	☐

쉽고 재미있게 암기하는
간호사면접 의학용어집

09
기타

230   최신 기출용어
252   의학용어 TEST
254   의학용어 총정리

기타계열에는 아동, 모성, 감염 등 기타간호학
분야에서의 용어와 특정 계열에 포함되지 않는
검사, 간호 용어들을 모아놓았습니다.
특히 검사 및 감염과 관련된 용어,
간호 용어는 모든 파트에서 나올 수 있으니
반드시 암기해주세요.

09 기타

※ 기타파트는 다양한 파트가 수록된 만큼 병원 취업 최신 기출용어로만 구성하였습니다.

병원 취업 최신 기출용어

ABR	**Absolute Bed Rest**	절대침상안정

Absolute 절대의 + Bed 침대 + Rest 안정

신체 회복을 높이기 위해 신체적, 정신적 활동을 억제하는 것

AFP	**Alpha FetoProtein**	알파태아단백

Alpha 알파 + Feto 태아 + Protein 단백질

태아의 간과 배아의 일부에서 주로 생성되는 단백질로 간 손상과 일부 암에서 농도가 증가할 수 있음

APGAR score ★★★	**Appearance, Pulse, Grimace, Activity, Respiration**	아프가점수

Appearance 모습, Pulse 맥박, Grimace 찡그린표정, Activity 움직임, Respiration 호흡

분만 후 신생아에 대한 신체 사정 방법으로 피부색, 심박수, 자극에 대한 반응, 근력, 호흡 노력 총 5가지 항목을 검사하여 평가함

📂 **암기꿀팁**
신생아가 아픈가 안 아픈가를 보는 점수(APGAR score)

AIDS — Acquired ImmunoDeficiency Syndrome — 후천면역결핍증후군 에이즈

Acquired 후천적인 + ImmunoDeficiency 면역결핍 + Syndrome 증후군

HIV(Human Immunodeficiency Virus)에 감염된 상태로, 신체 방어 기능을 담당하는 면역 세포의 파괴로 면역기능이 부족한 상태

📁 암기꿀팁

아쿠(Acquired)! 아무도(Immuno) 안사 디피(Deficiency)된 물건을 싫어하네(Syndrome)

A 아쿠(Acquired)!
I 아무도(Immuno) 안사
D 디피(Deficiency)된 물건을
S 싫어하네(Syndrome)

👆 포인트콕

AIDS의 한글 뜻은 쉽게 기억할 수 있지만, ImmunoDeficiency 단어는 길고 생소해 헷갈리기 쉬워요. 면접에서도 종종 full term을 질문하고 있으니 헷갈리지 않도록 정확하게 암기해주세요.

---

aPTT — Activated Partial Thromboplastin Time — 활성화부분 트롬보플라스틴시간

★★★

Activated 활성화된 + Partial 부분적인 + Thromboplastin 트롬보플라스틴 + Time 시간

혈장에 특정 물질을 추가하여 응고 형성 시간(초)을 측정하여 대상자의 혈액응고가 적절한지를 확인하는 선별검사. 정상 범위는 약 30~45sec

📁 암기꿀팁

액티브하게(activated) 팔을 부분적으로(Partial) 움직이면서 노래를 틀고 트로트(Thromboplastin)를 부를 시간이야(Time)

a 액티브하게(activated)
P 팔을 부분적으로(Partial)
T 트로트(Thromboplastin)를 부를
T 시간이야(Time)

[참고] 헤파린 치료(항응고요법)의 조절에 사용하는 검사

AST | Antibiotics Skin Test, After Skin Test | 항생제피부반응검사

Antibiotics 항생제 + Skin 피부 + Test 검사

항생제를 투약 전 과민반응 여부를 진단하기 위해 피부에 시행하는 검사

CBC | Complete Blood Cell count | 전혈구검사

Complete 완전한 + Blood 혈액 + Cell 세포 + count 계산, 수

백혈구, 적혈구, 혈소판의 숫자뿐만 아니라 크기, 모양 등 다양한 정보를 제공

CRE | Carbapenem-Resistant Enterobacteriaceae | 카바페넴내성장내세균

Carbapenem 카바페넴 + Resistant 저항력 있는, 잘 견디는 + Enterobacteriaceae 장내세균

카바페넴 계열 항생제에 내성이 있는 장내세균과(Family enterobacteriaceae)에 해당되는 세균. 다양한 항균제에도 내성이 있어 다제 내성균으로 분류됨

👆 **포인트콕**

임상에서 마주하게 되는 항생제 내성균으로 정확하게 용어를 이해하도록 합니다. 접촉에 의해서 전파되므로 CRE에 대한 면접질문은 접촉주의와 관련된 중재의 질문으로 이어지기도 합니다. 면접 대비를 위해 용어와 더불어 접촉주의에 대한 중재도 함께 기억해주세요.

CRP | C-Reactive Protein | C-반응단백질

★★★

C-Reactive C-반응성 + Protein 단백질

대표적인 급성기 반응 물질로 감염이나 자가면역질환, 외상, 종양, 수술 등에 반응하고 가장 민감하게 나타남. 정상 범위 0.5~1.0mg/dL

| **CT** | **Computed Tomography** | 컴퓨터단층촬영 |

★★★

Computed 컴퓨터 + Tomo 절단, 부분 + graphy 술

X선을 이용해 신체 내부 모습을 단면으로 처리해 3차원적인 입체 영상으로 나타내는 검사로 질병을 진단할 수 있으며 여러 부위에서 시행할 수 있음

| **C/S** | **Cesarean Section** | 제왕절개 |

산모의 복부와 자궁을 절개하는 수술적 분만 방법으로, 적응증에는 제왕절개 수술력, 난산, 태아곤란, 태아위치 이상 등이 있음

📁 **암기꿀팁**

Caesarian에서 유래했으며, Julius Caesar(줄리어스 시저)라는 로마의 황제가 제왕절개 수술로 태어나서 유래되었다고 해요.

| **DI** | **Drug Intoxication** | 약물중독 |

Drug 약물 + Intoxication 중독

고의적 또는 실수로 치료적 약물을 과다 복용하여 독성으로 인해 부작용이 발생할 수 있을 것으로 예상되는 상태

📁 **암기꿀팁**

디(DI)게 약물에 중독됐어!

| **DNR** | **Do Not Resuscitate** | 소생술포기 |

★★★

Do Not 하지 않다 + Resuscitate 소생시키다

급성 호흡 혹은 심정지가 발생했을 때 심폐소생술을 실시하지 않는 것. 심폐소생술을 제외한 모든 처치를 제공하는 것 등의 여러 차원으로 해석할 수 있음

DOA　Dead On Arrival　　　　　　　　　　도착시사망

★★★

Dead 죽은 + On Arrival 도착 시, 도착하자마자

응급실에 도착한 대상자가 이미 사망한 상태를 의미함

DOE　Dyspnea On Exercise　　　　　　　　운동시호흡곤란

★★★

Dyspnea 호흡곤란 + On Exercise 운동중

운동 시에 호흡곤란이 나타나고, 휴식을 취하면 좋아짐. 운동의 의미는 신체가 보상할 수 있는 능력 이상으로 대사에 필요한 산소요구량을 증가시키는 모든 신체활동으로 정의됨

👆 포인트콕

케이스 면접에서 환자의 증상을 표현할 때 종종 출제되는 용어입니다. DOE의 full term 및 한글 뜻을 정확하게 암기해주세요.

EDC　Expected Date of Confinement　　　　분만예정일

Expected 예상되는 + Date 날짜 + of -의 + Confinement 분만

네겔의 법칙을 이용하여 계산함
EDC = LMP - 3개월 + 7일 + 1년
EDC = LMP + 9개월 + 7일

참고　LMP(Last Menstrual Period) 최종월경기

ESR　Erythrocyte Sedimentation Rate　　　적혈구침강속도

Erythrocyte 적혈구 + Sedimentation 침전, 침강 + Rate 속도

수직관에 혈액 검체를 떨어뜨려 실제로 적혈구가 침강되는 속도를 측정한 것으로 급성기 반응 물질인 단백 혈중 농도가 증가하면 적혈구 침강 속도가 증가함

FFP — Fresh Frozen Plasma — 신선동결혈장

Fresh 신선한 + Frozen 냉동된 + Plasma 혈장

전혈에서 농축혈소판을 제거하고 신선혈장을 냉동시킨 혈액제제

FUO — Fever of Unknown Origin — 원인불명열

★★★

Fever 열 + of -의 + Unknown 알려지지 않은 + Origin 기원

지속되는 발열의 진단을 위해 여러 가지 검사를 시행함에도 불구하고 원인이 밝혀지지 않는 경우를 의미함

📁 **암기꿀팁**

UFO가 아니라 FUO! (U와 F 자리만 바꾸면 돼요!) UFO도 '확인되지 않은 비행 물체'의 의미를 가지고 있어요. FUO도 '확인되지 않은 열(=원인불명열)'이라는 비슷한 의미이니 함께 떠올려주세요!

hCG — Human Chorionic Gonadotropin — 사람융모생식샘자극호르몬

Human 사람, 인간 + Chorionic 융모막의 + Gonadotropin 생식샘자극호르몬

태반에서 분비되는 호르몬으로 임신 중에만 존재함. 조직의 이상, 종양 및 암에서도 분비할 수 있어 종양표지자 검사에서도 활용됨

참고 임신부의 태반에서 생산되는 단백질로, 혈액과 소변 두 가지 방법으로 hCG를 측정하여 임신 유무를 선별할 수 있음

| HELLP syn-drome | Hemolysis, Elevated Liver enzymes, Low Platelet count syndrome | HELLP증후군 |

임신성 전자간증 및 자간증 질환에서 '용혈, 간효소 수치 상승, 저혈소판증'의 소견을 보이는 경우를 의미함

📩 **암기꿀팁**

헤머(Hemolysis)가 간을 쳐서 효소 수치가 올라가고(Elevated Liver enzymes) 혈소판이 떨어졌어(Low Platelet count)!

H 헤머(Hemolysis)
EL 간을 쳐서 효소 수치가 올라가고(Elevated Liver enzymes)
LP 혈소판이 떨어졌어(Low Platelet count)!

| HIV ★★★ | Human Immunodeficiency Virus | 사람면역결핍바이러스 |

Human 사람, 인간 + Immunodeficiency 면역결핍 + Virus 바이러스

후천면역결핍증후군(AIDS)의 원인 바이러스. HIV에 감염되면 면역기능을 담당하는 CD4양성 T-림프구의 숫자와 기능이 저하되면서 면역기능이 저하됨

| IUGR | IntraUterine Growth Retardation | 자궁내성장지연 |

Intra- 안에 + Uterine 자궁 + Growth 성장 + Retardation 지연, 방해

초음파검사 시 측정된 태아 체중이 재태연령 평균체중보다 하위 10% 미만인 경우로, 태아가 자궁 안에서 잘 성장하지 못하는 것을 의미함

📩 **암기꿀팁**

아이(I)가 자궁 안에서(자궁 내) 음(U)청 많이~ 자라야 하는데(성장) 지연되나봐

I 아이가 자궁 안에서(자궁 내)
U 음청 많이~
G 자라야 하는데(성장)
R 지연되나봐

IUP — IntraUterine Pregnancy   자궁내임신

Intra- 안에 + Uterine 자궁 + Pregnancy 임신

임신낭(gestational sac)이 난황낭이나 배아극을 포함하고 있는 것

> 참고   Yolk sac(난황낭): 배아 외부에 위치하고, 배아의 발달 동안 다양한 기능을 함
> Fetal pole(배아극): 직접적인 영상으로 태아를 확인할 수 있는 징후 중 하나로, 배아(embryo)와 혼동하여 용어를 사용하기도 함

I&D — Incision and Drainage   절개배농(술)
★★★

Incision 절개 + and 그리고 + Drainage 배출, 배액

피부 및 연조직 농양에 대한 일차적 치료법으로 절개한 후 농양이나 삼출물을 배출시키는 시술

📁 **암기꿀팁**

Drainage는 dreahnian이라는 단어에서 유래했는데, 영어의 Dry 와도 관련이 있어요. 물기를 빼다(strain liquid)의 의미로 Dry는 '마른'의 의미가 되었어요. Drainage와 Dry는 발음도 유사하니 연관지어 암기해 보세요!

KTAS — Korean Triage and Acuity Scale   한국형응급환자분류도구

Korean 한국의 + Triage 트리아제, 환자분류 + and 그리고 + Acuity 급성도 + Scale 등급

캐나다 응급환자 분류 도구를 우리나라의 상황에 맞게 개발한 것으로, 환자 상태를 평가한 후에 중증도를 분류하여 진료의 우선순위를 결정할 수 있음

📁 **암기꿀팁**

Triage는 trier에서 유래되었어요. trier는 ~을 구분하다(separate out)의 의미예요. 환자를 구분하는 과정으로 생각해주세요.

LMP Last Menstrual Period 최종월경기

Last 최종의 + Menstrual 월경의 + Period 기, 주기

마지막 월경의 첫날로 분만예정일(EDC)을 추정할 때 사용함

👉 **포인트콕**

EDC 기억하시나요? EDC(Expected Date of Confinement)와 짝꿍이 되는 약어입니다. 용어의 한글 뜻과 더불어 공식을 아는지 질문할 수 있으니 공식도 함께 암기해주세요.

참고 EDC = LMP - 3개월 + 7일 + 1년
　　　EDC = LMP + 9개월 + 7일

L-tube Levin tube, Nasogastric tube 위장관

Levin 레빈 + tube 관, 튜브
Nasogastric 코에서 위를 통한 + tube 관, 튜브

코를 통해 위로 삽입하는 유연한 관으로 위 내용물 배액, 영양액 또는 약물의 투여 등에 사용

📁 **암기꿀팁**

관을 만든 Levin의 이름을 따서 Levin tube라고 많이 불러요.

MRI Magnetic Resonance Imaging 자기공명영상

★★★

Magnetic 자석(자기) + Resonance 공명 + Imaging 영상

자력에 의한 자기장을 이용해 검사 부위를 영상으로 나타내주는 검사로 입체적인 영상으로 나타내주어 종양 및 염증 등을 진단하는데 용이함

MRSA — Methicillin-Resistant Staphylococcus Aureus — 메티실린내성 황색포도구균

★★★

Methicillin 메티실린 + Resistant 저항력 있는, 잘 견디는 + Staphylococcus 포도구균 + Aureus 금빛의

메티실린을 포함하는 베타락탐계 항생제에 내성을 획득한 황색포도구균을 의미함

👉 **포인트콕**

MRSA, VRE는 병원감염의 대표적인 균으로 면접에서 빈출되는 용어입니다. 앞서 배웠던 CRE와 마찬가지로 접촉에 의해서 전파되므로 꼬리질문에 대비하기 위해 용어와 더불어 접촉주의에 대한 중재도 함께 암기해주세요.

참고 VRE(Vancomycin-Resistant Enterococcus) 반코마이신내성장구균
      CRE(Carbapenem-Resistant Enterobacteriaceae) 카바페넴내성장내세균

NPO — Nil Per Os, Nothing by Mouth — 금식

Nil 아무것도 없다 + Per 통하여, 거쳐서 + Os 입, 구강
Nothing 아무것도 없다 + by Mouth 입으로

여러 이유로 일정기간 동안 음식을 먹지 않거나 먹지 못하게 함

📁 **암기꿀팁**

라틴어로 유래된 의학용어는 자칫 헷갈릴 수 있어요. 라틴어보다는 의미에 집중해서 외워주세요.

NSAID — Non-Steroidal Anti-Inflammatory Drugs — 비스테로이드성항염증제

★★★

Non -이 아님, 비 + Steroidal 스테로이드 + Anti 반대의 + Inflammatory 염증의 + Drugs 약물

통증, 염증 및 발열 치료에 사용하는 약물로 프로스타글란딘 합성에 관여하는 COX-1, COX-2 효소를 억제함

PCA　　Patient Controlled Analgesia　　　　통증자가조절법

★★★

Patient 환자 + Controlled 관리, 조절 + Analgesia 진통, 무통증

급, 만성 통증 관리를 위해 사용하며, 지속적 약물 주입으로 진통 효과를 유지할 수 있음. 주입 용량을 환자가 스스로 조절하여 투여 가능하며, 과다 용량 투여를 방지하기 위한 장치가 있음

📒 암기꿀팁

팔이 아픈 환자(Patient)가 컨트롤해야해(Controlled) 안아(Anal)플라면 팔을 제지(gesia)해

P 팔이 아픈 환자(Patient)
C 컨트롤해야해(Controlled)
A 안아(Anal)플라면 팔을 제지(gesia)해

PDA　　Patent Ductus Arteriosus　　　　동맥관개존증

Patent 개방되어 있는 + Ductus 관, 통로 + Arteriosus 동맥

태아는 태아 순환 유지를 위한 대동맥, 폐동맥의 연결 혈관인 동맥관이 있는데, 출생 직후 닫혀야 하나 정상적으로 닫히지 않고 열려 있는 상태를 의미함

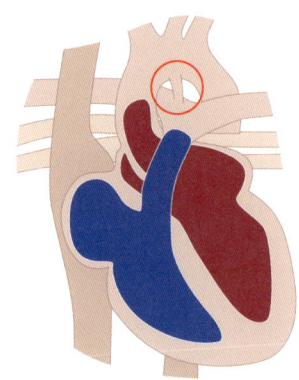

PICC Peripherally Inserted Central Catheter 말초삽입중심정맥카테터

Peripherally 말초의 + Inserted 삽입한 + Central 중심의 + Catheter 카테터, 도관

팔정맥을 통하여 삽입한 후 중심정맥을 지나 심장까지 삽입할 수 있도록 가늘고 길게 만들어져 있는 카테터

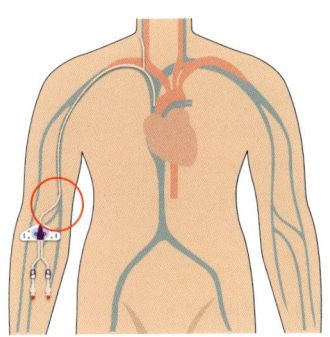

PID Pelvic Inflammatory Disease 골반염증성질환

Pelvic- 골반의 + Inflammatory 염증성 + Disease 질환

질과 자궁경관(하부 생식기)을 통해 침입한 세균이 상행하여 골반 주변에 속발성으로 염증 반응을 일으키는 복합적인 질환을 의미함

📁 **암기꿀팁**

피골(PI)이 상접한 걸보니 디게(D) 아프구나! 골반 염증으로(Pelvic Inflammatory)!

PI 피골(PI)이
D 디게(D) 아프구나! 골반 염증으로(Pelvic Inflammatory)!

| PQRST | Position, Quality, Relieving or aggravating factor, Severity, Timing | 통증 위치, 양상, 완화 및 악화요인, 강도, 시기 |

통증 사정 방법 중 하나로 통증의 위치, 양상, 통증의 완화 및 악화 요인, 통증의 강도, 통증의 시기를 사정함

📂 **암기꿀팁**

P 피 났어요 어디요?(position)
Q 쿡쿡 쑤시나요?(quality)
R 알려주세요. 어떻게 하면 아프거나 안 아픈지(relieving or aggravating factor)
S 심할 땐 얼마나 심해요?(severity)
T 아픈 타임은 언제예요?(timing)

| PS | Pulmonary Stenosis | 폐동맥협착증 |

Pulmonary 폐의 + Stenosis 협착증

폐동맥판막협착(Pulmonary valve stenosis)이라고도 하며, 정상적인 폐동맥 판막은 3개로 구성되어 있는데, 폐동맥 협착은 두 부분이 서로 붙어 있거나, 두꺼운 경우를 의미함.

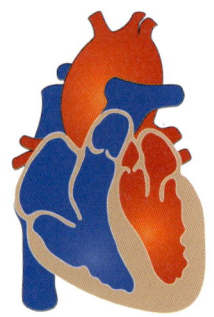 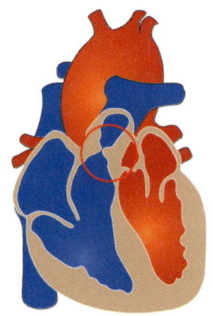

📂 **암기꿀팁**

춤출 때 스텝(stenosis)을 좁게(협착증) 해볼까?

참고 Stenosis(협착증): 내강이 좁아지는 것

| QI | Quality Improvement | 질향상 |

Quality 질 + Improvement 향상

환자 안전과 높은 질의 의료서비스를 제공할 수 있도록 수행방식을 개선하기 위해 하는 활동들을 의미함

📁 암기꿀팁

퀄리티를 높이기 위해 임프로(impro)를 고용했더니 질이 향상됐어
Q 퀄리티를 높이기 위해
I 임프로(impro)를 고용했더니 질이 향상됐어

| SLE | Systemic Lupus Erythematosus | 전신홍반루푸스 |

★★★

Systemic 전신성의 + Lupus 루푸스, 낭창 + Erythematosus 홍반

면역 시스템이 자신의 조직을 공격하여 광범위 염증, 조직 손상이 발생 되고 장기에 영향을 미치는 자가면역질환

| TOF | Tetralogy Of Fallot | 팔로사징 |

Tetralogy 네 징후 + Of -의 + Fallot 팔로

4가지 증상이 특징적으로 나타남(심실중격결손, 폐동맥협착, 대동맥우위, 우심실비대)

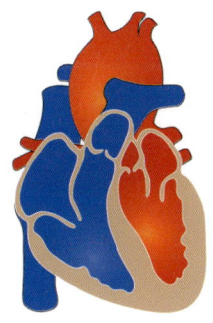 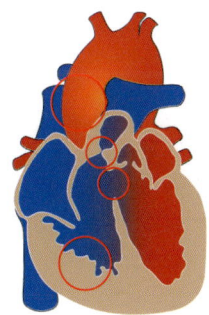

| TPN | Total Parenteral Nutrition | 총정맥영양 |

Total 총 + Parenteral 비경구의 + Nutrition 영양

필요한 영양소를 위장관을 거치지 않고 혈관을 통해 공급하는 방법

| TPR | Temperature, Pulse, Respiration | 체온, 맥박, 호흡 |

활력징후 중 체온, 맥박, 호흡을 의미함

| VRE | Vancomycin-Resistant Enterococcus | 반코마이신내성장구균 |

★★★

Vancomycin 반코마이신 + Resistant 저항력 있는, 잘 견디는 + Enterococcus 장구균

반코마이신을 포함한 글리코펩티드(glycopeptide)계의 항생제 내성을 획득한 장구균을 의미함

📩 암기꿀팁

Enterococcus의 coccus는 구균이라는 뜻이에요. MRSA에서와 마찬가지로 스펠링에 'c'가 두 번 들어가는 것을 유의해주세요!

| VRSA | Vancomycin-Resistant Staphylococcus Aureus | 반코마이신내성 황색포도구균 |

Vancomycin 반코마이신 + Resistant 저항력 있는, 잘 견디는 + Staphylococcus 포도구균 + Aureus 금빛의

반코마이신에 내성을 획득한 황색포도구균

📩 암기꿀팁

MRSA에서 'V'만 바뀌었어요. Vancomycin 만 잘 암기해주세요!

VSD   Ventricular Septal Defect   심실중격결손

★★★

Ventricular 심실 + Septal 중격(울타리) + Defect 결손

좌심실과 우심실 사이 중간 벽(중격)에 구멍(결손)이 있는 질환. 결손은 심실중격 어디에나 발생 가능함

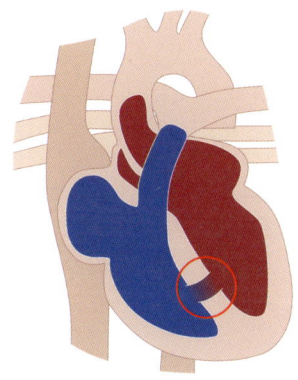

Abruptio placentae   태반조기박리

Abruptio 박리 + placentae 태반

태반의 일부 또는 전체가 태아 만출 전에 먼저 자궁에서 박리되는 것을 의미함

📁 암기꿀팁

Abruptio는 억지로 분리되다(breaking off)라는 의미예요. 분만 전 먼저 박리(벗겨짐)를 의미하기 때문에, 억지로 분리되는 의미와 동일하다고 생각하면서 암기해 보세요!

Adhesion   유착

염증 또는 외상 후 회복 시에 인접한 구조물들(피부, 막 등)의 비정상적인 섬유성 결합을 의미함

📁 암기꿀팁

어데(Ad)로 가려고! 헤어질(hesion) 수 없어! 꽉 붙어있을거야(유착)

Amenorrhea　　　　　　　　　　　　　　　　무월경

A- 무 + meno- 월경 + -rrhea 흐름, 분비물

월경이 없거나 비정상적으로 중단되는 상태. 초경 유무에 따라 원발성과 속발성으로 분류됨

예시　Physiologic amenorrhea 생리적 무월경
　　　Secondary amenorrhea 속발성 무월경

Anaphylaxis　　　　　　　　　　　　　　　　아나필락시스

전신성 증상이 나타나며 과민반응 중 가장 심각하고 위험한 증상. 식품이나 약물 등에 의해 발생하며, 급성 호흡곤란, 혈압 감소, 의식소실 등 쇼크 증상이 짧은 시간에 나타남

Atrophy　　　　　　　　　　　　　　　　위축

A- 없이 + trophy 영양, 발육

세포, 조직 또는 기관의 크기가 본래의 크기에 비해 감소되는 것을 의미함

Cervical cancer　　　　　　　　　　　　　　　　자궁경부암

Cervical 자궁경부의 + cancer 암

자궁경부에 발생하는 악성종양을 의미함

Coagulation　　　　　　　　　　　　　　　　응고

액체 물질이 고체로 변화되는 것

Dehydration　　　　　　　　　　　　　　　　탈수

De -의 반대의 분리, 제거 + hydration 수화, 수분공급

체액에서 수분 혹은 전해질 또는 수분과 전해질이 모두 상실되어 발생하는 병적 상태

👆 포인트콕

De를 빼면 Hydration의 용어가 됩니다. Hydration은 '수분 공급(수화)'이라는 뜻이에요. 실제 임상에서 자주 사용되는 용어이니, Dehydration, Hydration 모두 기억해주세요.

Dizziness　　　　　　　　　　　　　　　　어지럼증

주위 사물의 정적 상태임에도 움직이는 듯한 느낌을 받을 때 사용하고, 주관적인 느낌을 표현하는 용어로 다양한 원인으로 발생 가능함

📁 암기꿀팁

디즈니(dizziness) 동산에 가서 놀이기구를 타면 어지럽지(어지럼증)!

Ectopic pregnancy　　　　　　　　　　자궁외임신

Ectopic 이소성의, 전위 + pregnancy 임신

수정란이 자궁강 이외에 착상하는 것을 의미하며, 난관팽대부에 착상하는 경우가 가장 많음 (90%)

📁 암기꿀팁

엑! 토픽을 벗어났어!(Ectopic)

Endometrial hyperplasia　　　　　　자궁내막증식증

Endometrial 자궁내막의 + hyperplasia 비후, 증식

자궁내막의 분비샘 및 조직의 비정상적인 증식을 의미하며, 비정상적인 질출혈, 하복부 통증 등의 증상이 있음

Extravasation 　　　　　　　　　　　　　　혈관외유출, 일혈

★★★

Extra 가외의(일정한 기준 밖) + vas 혈관

국소조직 손상을 유발할 수 있는 약물(예: 항암제 등)이 혈관 외로 유출된 상태

👆 **포인트콕**

실제 임상에서 Extravasation이 발견되면 즉각적인 중재를 수행해야 합니다. 조직 손상을 초래할 수 있기 때문이에요. 면접에서도 자주 출제되는 용어인 만큼 확실하게 암기해주세요.

Hematoma 　　　　　　　　　　　　　　혈종

Hemot- 혈액, 피 + -oma 종창, 종양

혈관 밖으로 유출된 혈액이 신체의 조직 또는 장기 속에 고여서 생긴 종괴를 의미하며, 출혈된 혈액이 흐르지 못하고 한군데 고여서 만들어진 덩어리

> 참고 -oma의 예시
> adenoma 선종
> carcinoma 암종
> hemangioma 혈관종

Hemolysis 　　　　　　　　　　　　　　용혈

Hemo 혈액 + lysis 분해, 용해

적혈구의 세포막이 파괴되어 헤모글로빈 등의 세포내 내용물이 혈구 밖으로 흘러나오는 현상

Irrigation & Aspiration 　　　　　　　　　　세척(관류)과흡인

Irrigation 세척 + Aspiration 흡인

수술 중 수술 부위의 체액 관류를 유지하고, 불필요한 물질을 제거하기 위한 적용 기법을 의미함. 관류와 흡인을 용이하게 해주는 수술도구가 별도로 있음

📒 **암기꿀팁**

이리와(Irrigation)! 세척 해야지(세척)!

Metabolic acidosis   대사성산증

Metabolic 물질 대사의 + acidosis 산증

이산화탄소 이외의 중탄삼염의 부족으로 발생되며, 수소 이온 농도(pH) < 7.35, 중탄산이온 (HCO_3^-) < 22mEq/L 을 의미함

> 참고   Metabolic alkalosis 대사성 알칼리증
> 참고   pH 정상범위: 7.35~7.45
> HCO_3^- 정상범위: 22~26mEq/L

Respiratory acidosis   호흡성산증

★★★

Respiratory 호흡의 + acidosis 산증

이산화탄소가 축적되어 발생(탄산과잉)하며, pH < 7.35, 동맥혈 이산화탄소 분압($PaCO_2$) > 45mmHg를 의미함

> 참고   Respiratory alkalosis 호흡성 알칼리증
> 참고 $PaCO_2$ 정상범위: 35~45mmHg

Rubeola   홍역

홍역 바이러스(Measles virus) 감염에 의한 급성 발열성 발진성 질환으로 고열, 기침, 콧물, 결막염, Koplik 반점 등의 특징적인 증상이 나타남

📁 **암기꿀팁**

Rubeola는 rubeus에서 유래되었는데, 빨간색이라는 뜻이에요. 결막염, 홍반성 구진 등 붉은 병변이 많기 때문이라고 생각하면 떠오르기 쉬울 거예요.

Sepsis 패혈증

이미 가지고 있는 감염이 신체에 연쇄반응을 일으켜 나타나는 전신 염증반응으로, 생명을 위협하는 응급 상황. 적절한 치료를 받지 못할 시 조직이 손상되고, 장기부전으로 이어져 사망에 이를 수 있음

📁 암기꿀팁

세부(Sep) 날씨가 더워서 소스(sis)가 부패되었어(패혈증)!

Swelling 종창

조직 내 림프액이나 삼출물 등 체액이 정체되어 부어오르는 상태를 의미함. 신체에 국소적 혹은 전신적으로도 나타나며, 세포수는 늘어나지 않음

MEMO

기출 핵심 의학용어 TEST

Q. 빈칸에 들어갈 알맞은 내용을 쓰세요.

		Full term	의미
01			후천면역결핍증후군, 에이즈
02	CPR		
03	DNR		
04			도착시사망
05	EDC		
06	FUO		
07	HIV		
08			자궁내임신
09	MRSA		
10			통증자가조절법
11	PDA		
12			전신홍반루푸스
13	VRE		
14	VSD		

Answer 01. AIDS, Acquired ImmunoDeficiency Syndrome 02. C-Reactive Protein, C-반응단백질
03. Do Not Resuscitate, 소생술포기 04. DOA, Dead On Arrival
05. Expected Date of Confinement, 분만예정일 06. Fever of Unknown Origin, 원인불명열
07. Human Immunodeficiency Virus, 사람면역결핍바이러스 08. IUP, IntraUterine Pregnancy
09. Methicillin-Resistant Staphylococcus Aureus, 메티실린내성황색포도구균
10. PCA, Patient Controlled Analgesia 11. Patent Ductus Arteriosus, 동맥관개존증
12. SLE, Systemic Lupus Erythematosus 13. Vancomycin-Resistant Enterococcus, 반코마이신내성장구균
14. Ventricular Septal Defect, 심실중격결손

기출 핵심 의학용어 TEST

Q. 빈칸에 들어갈 알맞은 내용을 쓰세요.

	Full term	의미
01		태반조기박리
02		무월경
03		아나필락시스
04	Cervical cancer	
05		탈수
06		어지럼증
07		자궁외임신
08		대사성산증
09	Rubeola	
10	Sepsis	
11		종창

Answer 01. Abruptio placentae 02. Amenorrhea 03. Anaphylaxis 04. 자궁경부암 05. Dehydration 06. Dizziness 07. Ectopic pregnancy 08. Metabolic acidosis 09. 홍역 10. 패혈증 11. Swelling

기타 의학용어 총정리

1. 병원 취업 최신 기출용어

약어	Full term	의미	
ABR	Absolute Bed Rest	절대침상안정	☐
AFP	Alpha FetoProtein	알파태아단백	☐
AIDS	Acquired ImmunoDeficiency Syndrome	후천면역결핍증후군, 에이즈	☐
APGAR score	Appearance, Pulse, Grimace, Activity, Respiration	아프가점수	☐
aPTT	Activated Partial Thromboplastin Time	활성화부분 트롬보플라스틴시간	☐
AST	Antibiotics Skin Test After Skin Test	항생제피부반응검사	☐
CBC	Complete Blood Cell count	전혈구검사	☐
CRE	Carbapenem-Resistant Enterobacteriaceae	카바페넴내성장내세균	☐
CRP	C-Reactive Protein	C-반응단백질	☐
CT	Computed Tomography	컴퓨터단층촬영	☐
C/S	Cesarean Section	제왕절개	☐
DI	Drug Intoxication	약물중독	☐
DNR	Do not Resuscitate	소생술포기	☐
DOA	Dead On Arrival	도착시사망	☐
DOE	Dyspnea On Exercise	운동시호흡곤란	☐
EDC	Expected Date of Confinement	분만예정일	☐
ESR	Erythrocyte Sedimentation Rate	적혈구침강속도	☐
FFP	Fresh Frozen Plasma	신선동결혈장	☐
FUO	Fever of Unknown Origin	원인불명열	☐
hCG	Human Chorionic Gonadotropin	사람융모생식샘자극호르몬	☐
HELLP syndrome	Hemolysis, Elevated Liver enzymes, Low Platelet syndrome	HELLP증후군	☐
HIV	Human Immunodeficiency Virus	사람면역결핍바이러스	☐
IUGR	IntraUterine Growth Retardation	자궁내성장지연	☐

IUP	IntraUterine Pregnancy	자궁내임신	☐
I&D	Incision and Drainage	절개배농(술)	☐
KTAS	Korean Triage and Acuity Scale	한국형응급환자분류도구	☐
LMP	Last Menstrual Period	최종월경기	☐
L-tube	Levin tube / Nasogastric tube	위장관	☐
MRI	Magnetic Resonance Imaging	자기공명영상	☐
MRSA	Methicillin-Resistant Staphylococcus Aureus	메티실린내성황색포도구균	☐
NPO	Nil Per Os / Nothing by Mouth	금식	☐
NSAID	Non-Steroidal Anti-Inflammatory Drugs	비스테로이드성항염증제	☐
PCA	Patient Controlled Analgesia	통증자가조절법	☐
PDA	Patent Ductus Arteriosus	동맥관개존증	☐
PICC	Peripherally Inserted Central Catheter	말초삽입중심정맥카테터	☐
PID	Pelvic Inflammatory Disease	골반염증성질환	☐
PQRST	Position, Quality, Relieving or aggravating factor, Severity, Timing	통증 위치, 양상, 완화 및 악화요인, 강도, 시기	☐
PS	Pulmonary Stenosis	폐동맥협착증	☐
QI	Quality Improvement	질향상	☐
SLE	Systemic Lupus Erythematosus	전신홍반루푸스	☐
TOF	Tetralogy Of Fallot	팔로사징	☐
TPN	Total Parenteral Nutrition	총정맥영양	☐
TPR	Temperature, Pulse, Respiration	체온, 맥박, 호흡	☐
VRE	Vancomycin-Resistant Enterococcus	반코마이신내성장구균	☐
VRSA	Vancomycin-Resistant Staphylococcus Aureus	반코마이신내성황색포도구균	☐
VSD	Ventricular Septal Defect	심실중격결손	☐

Full term	의미	
Abruptio placentae	태반조기박리	☐
Adhesion	유착	☐
Amenorrhea	무월경	☐
Anaphylaxis	아나필락시스	☐
Atrophy	위축	☐
Cervical cancer	자궁경부암	☐
Coagulation	응고	☐
Dehydration	탈수	☐
Dizziness	어지럼증	☐
Ectopic pregnancy	자궁외임신	☐
Endometrial hyperplasia	자궁내막증식증	☐
Extravasation	혈관외유출, 일혈	☐
Hematoma	혈종	☐
Hemolysis	용혈	☐
Irrigation & Aspiration	세척(관류)과흡인	☐
Metabolic acidosis	대사성산증	☐
Respiratory acidosis	호흡성산증	☐
Rubeola	홍역	☐
Sepsis	패혈증	☐
Swelling	종창	☐

투약용어

약어	Full term	의미
ac	ante cibum, before meals	식전
pc	post cibum, after meals	식후
hs	hora somni, at bed time	취침 전
STAT	statim, immediately	즉시
q2hr	quaque 2hora, every 2hours	2시간 마다
q4hr	quaque 4hora, every 4hours	4시간 마다
q6hr	quaque 6hora, every 6hours	6시간 마다
q8hr	quaque 8hora, every 8hours	8시간 마다
qd	quaque die, every day	하루 한 번 (매일)
bid	bis in die, twice a day	하루 두 번
tid	ter in die, three times a day	하루 세 번
qid	quater in die, four times a day	하루 네 번
qod	quaque altera die, every other day	이틀에 한 번 (격일)
ID	IntraDermal	피내
IM	IntraMuscular	근육 내
IV	IntraVenous	정맥 내
PO	Per Os, by the mouth	경구
PRN	Pro Re Nata, as necessary	필요 시
SC	SubCutaneous	피하

부록

파트별 의학용어 총정리

부록 | 의학용어 총정리

01 호흡기계

병원 취업 최신 기출용어

약어	Full term	
ABGA	Arterial Blood Gas Analysis	☐
AFB	Acid-Fast Bacillus	☐
ARDS	Acute Respiratory Distress Syndrome	☐
BA	Bronchial Asthma	☐
COPD	Chronic Obstructive Pulmonary Disease	☐
FiO_2	Fraction of Inspired Oxygen	☐
PCWP	Pulmonary Capillary Wedge Pressure	☐
PE	Pulmonary Embolism	☐
PEEP	Positive End-Expiratory Pressure	☐
PFT	Pulmonary Function Test	☐
Pn	Pneumonia	☐
SCLC	Small Cell Lung Cancer	☐
SpO_2	Saturation of Percutaneous Oxygen	☐
TB	TuBerculosis	☐
TV	Tidal Volume	☐
URI	Upper Respiratory Infection	☐
VAP	Ventilator Associated Pneumonia	☐

Full term	
Apnea	☐
Asthma	☐
Chest tube	☐
Cheyne-Stokes respiration	☐
Crackle	☐
Cyanosis	☐
Dyspnea	☐
Epistaxis	☐
Hemoptysis	☐
Hemothorax	☐
Hypoxia	☐
Inspirometer	☐
Pleural effusion	☐

Pneumothorax	☐
Pulmonary fibrosis	☐
Pulmonary transplantation	☐
Sore throat	☐
Tonsillitis	☐

병원 취업 기출예상용어

약어	Full term	
NSCLC	Non Small Cell Lung Cancer	☐
PA	Pulmonary Artery	☐
PAP	Pulmonary Artery Pressure	☐
PND	Paroxysmal Nocturnal Dyspnea	☐
PR	Pulmonic Regurgitation	☐
PS	Pulmonic Stenosis	☐
PTE	Pulmonary ThromboEmbolism	☐
RSV	Respiratory Syncytial Virus	☐
SOB	Shortness Of Breath	☐
TEF	TracheoEsophageal Fistula	☐
TTA	TransTracheal Aspiration	☐

Full term	
Alveoli	☐
Atelectasis	☐
Barrel chest	☐
Bronchial sound	☐
Bronchiole	☐
Bronchodilator	☐
Bronchoscopy	☐
Bronchovesicular sound	☐
Bronchus	☐
Emphysema	☐
Empyema	☐
Endotracheal intubation	☐
Expectoration	☐
Expiration	☐
Flail chest	☐
Hyperventilation	☐

- Hypoventilation
- Larynx
- Nasal cannula
- Lobectomy
- Nebulizer
- Nonrebreathing mask
- Orthopnea
- Partial rebreathing mask
- Pharyngitis
- Pharynx
- Pleura
- Pleural friction rub
- Pleurisy
- Pursed lip breathing
- Laryngospasm
- Simple face mask
- Sputum
- Stridor
- Tachypnea
- Thoracentesis
- Tonsillectomy
- Trachea
- Tracheostomy
- Tuberculin skin test
- Venturi mask
- Vesicular sound
- Wheezing

02 심혈관계

병원 취업 최신 기출용어

약어	Full term
AAA	Abdominal Aortic Aneurysm
AED	Automated External Defibrillator
AF	Atrial Fibrillation
AFL	Atrial flutter
AMI	Acute Myocardial Infarction
AP	Angina Pectoris
BLS	Basic Life Support

약어	Full term
CAB	Compression-Airway-Breathing
CABG	Coronary Artery Bypass Graft
CAG	Coronary AngioGraphy
CAOD	Coronary Artery Occlusive (Obstructive) Disease
CHF	Congestive Heart Failure
CPCR	CardioPulmonary Cerebral Resuscitation
CPR	CardioPulmonary Resuscitation
CVP	Central Venous Pressure
DCMP	Dilated CardioMyoPathy
DVT	Deep Vein Thrombosis
ECG, EKG	ElectroCardioGram
HTN	HyperTensioN
IABP	Intra-Aortic Balloon Pump
LVH	Left Ventricular Hypertrophy
MI	Myocardial Infarction
MVS	Mitral Valve Stenosis
PAOD	Peripheral Arterial Occlusive Disease
PCAS	Post Cardiac Arrest Syndrome
PSVT	Paroxysmal SupraVentricular Tachycardia
PTCA	Percutaneous Transluminal Coronary Angioplasty
PVC, VPC	Premature Ventricular Contraction
RBBB	Right Bundle Branch Block
ROSC	Return Of Spontaneous Circulation
STEMI	ST segment Elevation Myocardial Infaction
VAP	Variant Angina Pectoris
VF	Ventricular Fibrillation
VT, V-tach	Ventricular Tachycardia

병원 취업 기출예상용어

약어	Full term
ACLS	Advanced Cardiac Life Support
ACS	Acute Coronary Syndrome
AI	Aortic Insufficiency
AS	Aortic Stenosis
CAD	Coronary Artery Disease
CHD	Congenital Heart Disease
COA	Coarctation Of the Aorta

CVD	CardioVascular Disease	☐
DPP	Dorsalis Pedis Pulse	☐
EF	Ejection Fraction	☐
IE	Infective Endocarditis	☐
IHD	Ischemic Heart Disease	☐
IVC	Inferior Vena Cava	☐
LA	Left Atrium	☐
LN	Lymph Node	☐
LV	Left Ventricle	☐
MR	Mitral Regurgitation	☐
NSR	Normal Sinus Rhythm	☐
RA	Right Atrium	☐
RV	Right Ventricle	☐
SSS	Sick Sinus Syndrome	☐
ST	Sinus Tachycardia	☐
SVC	Superior Vena Cava	☐
TR	Tricuspid Regurgitation	☐
TVR	Tricuspid Valve Replacement	☐

Full term

Arteriosclerosis	☐
Atherosclerosis	☐
Cardiac arrest	☐
Cardiac catheterization	☐
Cardiomegaly	☐
Cardioversion	☐
Coronary angioplasty	☐
Doppler ultrasonography	☐
Echocardiography	☐
Endocardium	☐
Essential hypertension	☐
Lymphadenectomy	☐
Lymphadenitis	☐
Lymphadenopathy	☐
Lymphedema	☐
Mitral Valve	☐
Myocardium	☐
Pericardial effusion	☐

Pericarditis	☐
Pericardium	☐
Tricuspid Valve	☐
Valvuloplasty	☐

03 소화기계

병원 취업 최신 기출용어

약어	Full term	
AGC	Advanced Gastric Cancer	☐
AGE	Acute GastroEnteritis	☐
CBD stone	Common Bile Duct stone	☐
EGD	EsophagoGastroDuodenoscopy	☐
ERCP	Endoscopic Retrograde CholangioPancreatography	☐
GERD	GastroEsophageal Reflux Disease	☐
HCC	HepatoCellular Carcinoma	☐
HE	Hepatic Encephalopathy	☐
IBS	Irritable Bowel Syndrome	☐
LC	Liver Cirrhosis	☐
LFT	Liver Function Test	☐
LT	Liver Transplantation	☐
LUQ	Left Upper Quadrant	☐
PTBD	Percutaneous Transhepatic Biliary Drainage	☐
TACE	Transcatheter Arterial ChemoEmbolization	☐
UGI	Upper GastroIntestinal	☐

Full term

Abdominal Distension	☐
Abdominal paracentesis	☐
Anorexia	☐
Carminative enema	☐
Constipation	☐
Crohn's Disease	☐
Diarrhea	☐
Dumping syndrome	☐
Esophageal Varix	☐
Hematemesis	☐
Hematochezia	☐
Hepatitis	☐

Hernia	☐
Intussusception	☐
Ileus	☐
Mcburney's sign	☐
Melena	☐
Murphy's sign	☐
Pancreatitis	☐
Peritonitis	☐
Polypectomy	☐

병원 취업 기출예상용어

약어	Full term	
AC	Abdominal Circumference	☐
BA	Biliary Atresia	☐
EGC	Early Gastric Cancer	☐
EVL	Endoscopic Variceal Ligation	☐
GFS	GastroFiberScopy	☐
LGP sono	Liver Gallbladder Pancreas sonography	☐
NEC	Necrotizing Enterocolitis	☐
PCNA	PerCutaneous Needle Aspiration	☐
STG	SubTotal Gastrectomy	☐
UC	Ulcerative Colitis	☐
UGIS	Upper GastroIntestinal Series	☐

Full term

Anal fistula	☐
Anastomosis	☐
Anus	☐
Appendectomy	☐
Appendicitis	☐
Appendix	☐
Ascending colon	☐
Ascites	☐
Cecum	☐
Cholangitis	☐
Cholecystectomy	☐
Cholecystitis	☐

Cholecystostomy	☐
Cholelithiasis	☐
Colectomy	☐
Colitis	☐
Colonoscopy	☐
Colostomy	☐
Descending colon	☐
Duodenal ulcer	☐
Duodenitis	☐
Duodenum	☐
Dyspepsia	☐
Enteritis	☐
Enterocolitis	☐
Esophagus	☐
Gallbladder	☐
Gallstone	☐
Gastrectomy	☐
Gastric lavage	☐
Gastric ulcer	☐
Gastritis	☐
Gastroduodenitis	☐
Gastrostomy	☐
Hemoperitoneum	☐
Hemorrhoid	☐
Hepatic portal vein	☐
Hepatoma	☐
Hepatomegaly	☐
Ileum	☐
Jaundice	☐
Jejunum	☐
Laparoscopy	☐
Liver biopsy	☐

04 신경계

병원 취업 최신 기출용어

약어	Full term	
CNS	Central Nervous System	☐
CP	Cerebral Palsy	☐
CSF	CerebroSpinal Fluid	☐
CVA	CerebroVascular Accident	☐
EEG	ElectroEncephaloGraphy	☐
EVD	External Ventricular Drainage	☐
EMG	ElectroMyoGraphy	☐
GCS	Glasgow Coma Scale	☐
HNP	Herniation of Nucleus Pulposus	☐
ICH	IntraCerebral Hemorrhage	☐
ICP	IntraCranial Pressure	☐
IICP	Increased IntraCranial Pressure	☐
IVH	IntraVentricular Hemorrhage	☐
LOC	Level of Consciousness	☐
SAH	SubArachnoid Hemorrhage	☐
SDH	Subdural Hemorrhage	☐
TIA	Transient Ischemic Attack	☐

Full term	
Brain edema	☐
Cerebral infarction	☐
Delusion	☐
Dysarthria	☐
Epilepsy	☐
Hemiparalysis	☐
Meningitis	☐
Radial nerve	☐
Spinal tap	☐

병원 취업 기출예상용어

약어	Full term	
AVM	ArterioVenous Malformation	☐
BBB	Blood Brain Barrier	☐
CJD	Creutzfeldt-Jakob Disease	☐

EDH	EpiDural Hematoma ☐
GBS	Guillain-Barre Syndrome ☐
GTCS	Generalized Tonic-Clonic Seizure ☐
MCA	Middle Cerebral Artery ☐
MG	Myasthenia Gravis ☐
MR	Mental Retardation ☐
MS	Multiple Sclerosis ☐
PCA	Posterior Cerebral Artery ☐
PD	Parkinson Disease ☐
PNS	Parasympathetic Nervous System ☐
PNS	Peripheral Nervous System ☐
Sz	Seizure ☐
TFCA	TransFemoral Cerebral Angiography ☐
VP shunt	VentriculoPeritoneal shunt ☐

Full term

- Ataxia ☐
- Aura ☐
- Brain death ☐
- Brainstem ☐
- Cerebellum ☐
- Cerebral aneurysm clipping ☐
- Cerebral concussion, Brain concussion ☐
- Cerebral contusion, Brain contusion ☐
- Cerebral hemorrhage ☐
- Cerebrum ☐
- Cervical nerve ☐
- Coccygeal nerve ☐
- Coma ☐
- Convulsion ☐
- Cortex ☐
- Cramp ☐
- Craniectomy ☐
- Deep tendon reflex ☐
- Dysphagia ☐
- Encephalitis ☐
- Frontal lobe ☐
- Gag reflex ☐
- Ganglion ☐

Generalized seizure	☐
Hemiparesis	☐
Hydrocephalus	☐
Hypothalamus	☐
Kyphosis	☐
Lumbar nerve	☐
Medulla oblongata	☐
Midbrain	☐
Migraine	☐
Neuralgia	☐
Occipital lobe	☐
Papilledema	☐
Paraplegia	☐
Parietal lobe	☐
Partial seizure	☐
Pons	☐
Pupil Size	☐
Pupillary reflex	☐
Quadriplegia	☐
Sacral nerve	☐
Scoliosis	☐
Spinal cord	☐
Spinal nerve	☐
Stupor	☐
Temporal lobe	☐
Thalamus	☐
Thoracic nerve	☐
Tremor	☐
Trigeminal neuralgia	☐
Vagotomy	☐
Vertigo	☐

05 비뇨기계

병원 취업 최신 기출용어

약어	Full term	
APN	Acute PyeloNephritis	☐
ARF	Acute Renal Failure	☐
AVF	ArterioVenous Fistula	☐

BPH	Benign Prostatic Hypertrophy	☐
BUN	Blood Urea Nitrogen	☐
CAPD	Continuous Ambulatory Peritoneal Dialysis	☐
CRF	Chronic Renal Failure	☐
CRRT	Continuous Renal Replacement Therapy	☐
ESRD	End Stage Renal Disease	☐
HD	HemoDialysis	☐
KUB	Kidney Ureter Bladder	☐
UTI	Urinary Tract Infection	☐

Full term	
Cystitis	☐
Hematuria	☐
Hydronephrosis	☐
Oliguria	☐
Polyuria	☐
Proteinuria	☐
Pyuria	☐

병원 취업 기출예상용어

약어	Full term	
CCr	Creatinine Clearance rate	☐
CIC	Clean Intermittent Catheterization	☐
Cr	Creatinine	☐
GFR	Glomerular Filtration Rate	☐
IVP	IntraVenous Pyelography	☐
KT	Kidney Transplantation	☐
NS	Nephrotic Syndrome	☐
PCN	PerCutaneous Nephrostomy	☐
PD	Peritoneal Dialysis	☐
PKU	PhenylKetonUria	☐
RCC	Renal Cell Carcinoma	☐
RGP	RetroGrade Pyelography	☐
RPGN	Rapidly Progressive GlomeruloNephritis	☐
RU	Residual Urine	☐
SUI	Stress Urinary Incontinence	☐
U/A	UrinAlysis	☐

약어	Full term	
U/C	Urine Culture	☐
U/O	Urine Output	☐
VCUG	Voiding CystoUrethroGraphy	☐
VUR	VesicoUreteral Reflux	☐

Full term

Cystoscopy	☐
Diuretic	☐
Dysuria	☐
Ileal conduit	☐
Nephrectomy	☐
Nephrotoxicity	☐
Renal abscess	☐
Renal pelvis	☐
Renal tuberculosis	☐
Uremia	☐
Ureterectomy	☐
Ureterostenosis	☐
Urethritis	☐
Urinary incontinence	☐
Urinary retention	☐
Urinary urgency	☐

06 근골격계

병원 취업 최신 기출용어

약어	Full term	
AVN	AVascular Necrosis	☐
Fx	Fracture	☐
ORIF	Open Reduction and Internal Fixation	☐
ROM	Range Of Motion	☐
SMC	Sensory, Motor, Circulation	☐
THR	Total Hip Replacement	☐
TKR	Total Knee Replacement	☐

Full term

Amputation	☐
Cellulitis, Phlegmon	☐
Femur	☐
Fracture of femur	☐
Gout	☐
Osteoporosis	☐
Sternum fracture	☐
Tibia	☐
Trace	☐
Traction	☐

병원 취업 기출예상용어

약어	Full term	
AK	Above Knee	☐
BK	Below Knee	☐
CR	Closed Reduction	☐
CRIF	Closed Reduction and Internal Fixation	☐
CTS	Carpal Tunnel Syndrome	☐
DA	Degenerative Arthritis	☐
E/F	External Fixation	☐
I/F	Internal Fixation	☐
LBP	Low Back Pain	☐
LOM	Limitation Of Motion	☐
OA	OsteoArthritis	☐
RA	Rheumatoid Arthritis	☐

Full term

Abduction	☐
Ankylosis	☐
Arthralgia	☐
Arthritis	☐
Arthroscopy	☐
Cartilage	☐
Clavicle	☐
Colle's fracture	☐
Compartment syndrome	☐

Contracture	☐
Contusion	☐
Hip	☐
Joint	☐
Knee joint	☐
Ligament	☐
Lumbago	☐
Muscle	☐
Myalgia, Myodynia	☐
Open fracture	☐
Open reduction	☐
Pelvis	☐
Reduction of fracture	☐
Rib	☐
Sprain	☐
Stiffness	☐
Tendon	☐

07 감각계

병원 취업 최신 기출용어

약어	Full term	
OD	Oculus Dexter	☐
OS	Oculus Sinister	☐

Full term	
Cataract	☐
Conjunctivitis	☐
Ecchymosis	☐
Glaucoma	☐
Herpes zoster	☐
Nasal septal perforation	☐
Petechia	☐
Purpura	☐
Sore	☐
Urticaria, Hives	☐

병원 취업 기출예상용어

약어	Full term	
COM	Chronic Otitis Media	☐
LR	Light Reflex	☐
OM	Otitis Media	☐
OU	Oculus Uterque	☐

Full term

Abrasion	☐
Blepharoptosis	☐
Cleft lip	☐
Cleft palate	☐
Conjunctiva	☐
Contact dermatitis	☐
Cornea	☐
Crust	☐
Dermatitis	☐
Diplopia	☐
Erosion	☐
Eruption	☐
Erythema	☐
Granulation tissue	☐
Hordeolum	☐
Iris	☐
Keratitis	☐
Laceration	☐
Lens	☐
Meniere's disease	☐
Mydriasis	☐
Nystagmus	☐
Optic neuritis	☐
Otalgia	☐
Otitis externa	☐
Otoscopy	☐
Psoriasis	☐
Retina	☐
Rhinitis	☐
Rhinorrhea	☐

Sclera	☐
Skin graft	☐
Strabismus	☐
Tinnitus	☐
Tympanic membrane	☐
Vesicle	☐
Vitiligo	☐

08 혈액계·내분비계

병원 취업 최신 기출용어

약어	Full term	
ALL	Acute Lymphocytic Leukemia	☐
AML	Acute Myelogenous Leukemia	☐
ANC	Absolute Neutrophil Count	☐
BM	Bone Marrow	☐
CML	Chronic Myelogenous Leukemia	☐
DIC	Disseminated Intravascular Coagulation	☐
DKA	Diabetic KetoAcidosis	☐
DM	Diabetes Mellitus	☐
FBS	Fasting Blood Sugar	☐
IDA	Iron Deficiency Anemia	☐
RT	Radiation Therapy	☐
TNM	Tumor, lymph Node, Metastasis	☐
WBC	White Blood Cell	☐

Full term	
Adenocarcinoma	☐
Hypoglycemia	☐
Leukemia	☐
Malignancy	☐
Thrombocytopenia	☐

병원 취업 기출예상용어

약어	Full term	
AA	Aplastic Anemia	☐
ACTH	AdrenoCorticoTropic Hormone	☐

BMT	Bone Marrow Transplantation ☐
BST	Blood Sugar Test ☐
CIS	Carcinoma In Situ ☐
CLL	Chronic Lymphocytic Leukemia ☐
CTx	Chemotherapy, Chemiotherapy ☐
DI	Diabetes Insipidus ☐
GTT	Glucose Tolerance Test ☐
HD	Hodgkin's Disease ☐
IDDM	Insulin-Dependent Diabetes Mellitus ☐
ITP	Idiopathic Thrombocytopenic Purpura ☐
MM	Multiple Myeloma ☐
NHL	Non-Hodgkin's Lymphoma ☐
NIDDM	Non-Insulin-Dependent Diabetes Mellitus ☐
SIADH	Syndrome of Inappropriate secretion of AntiDiuretic Hormone ☐
TSH	Thyroid Stimulating Hormone ☐

Full term

- Adrenal cortex ☐
- Adrenal gland ☐
- Adrenal medulla ☐
- Anemia ☐
- Carcinoma ☐
- Diabetic nephropathy ☐
- Hemolytic anemia ☐
- Hemophilia ☐
- Hyperthyroidism ☐
- Hypothyroidism ☐
- Leukocytosis ☐
- Leukopenia ☐
- Metastatic carcinoma ☐
- Parathyroid gland ☐
- Pernicious anemia ☐
- Pituitary (gland) ☐
- Thrombocytopenic purpura ☐
- Thyroid gland ☐

09 기타

병원 취업 최신 기출용어

약어	Full term	
ABR	Absolute Bed Rest	☐
AFP	Alpha FetoProtein	☐
AIDS	Acquired ImmunoDeficiency Syndrome	☐
APGAR score	Appearance, Pulse, Grimace, Activity, Respiration	☐
aPTT	Activated Partial Thromboplastin Time	☐
AST	Antibiotics Skin Test After Skin Test	☐
CBC	Complete Blood Cell count	☐
CRE	Carbapenem-Resistant Enterobacteriaceae	☐
CRP	C-Reactive Protein	☐
CT	Computed Tomography	☐
C/S	Cesarean Section	☐
DI	Drug Intoxication	☐
DNR	Do not Resuscitate	☐
DOA	Dead On Arrival	☐
DOE	Dyspnea On Exercise	☐
EDC	Expected Date of Confinement	☐
ESR	Erythrocyte Sedimentation Rate	☐
FFP	Fresh Frozen Plasma	☐
FUO	Fever of Unknown Origin	☐
hCG	Human Chorionic Gonadotropin	☐
HELLP syndrome	Hemolysis, Elevated Liver enzymes, Low Platelet syndrome	☐
HIV	Human Immunodeficiency Virus	☐
IUGR	IntraUterine Growth Retardation	☐
IUP	IntraUterine Pregnancy	☐
I&D	Incision and Drainage	☐
KTAS	Korean Triage and Acuity Scale	☐
LMP	Last Menstrual Period	☐
L-tube	Levin tube Nasogastric tube	☐
MRI	Magnetic Resonance Imaging	☐
MRSA	Methicillin-Resistant Staphylococcus Aureus	☐
NPO	Nil Per Os Nothing by Mouth	☐
NSAID	Non-Steroidal Anti-Inflammatory Drugs	☐
PCA	Patient Controlled Analgesia	☐

PDA	Patent Ductus Arteriosus ☐
PICC	Peripherally Inserted Central Catheter ☐
PID	Pelvic Inflammatory Disease ☐
PQRST	Position, Quality, Relieving or aggravating factor, Severity, Timing ☐
PS	Pulmonary Stenosis ☐
QI	Quality Improvement ☐
SLE	Systemic Lupus Erythematosus ☐
TOF	Tetralogy Of Fallot ☐
TPN	Total Parenteral Nutrition ☐
TPR	Temperature, Pulse, Respiration ☐
VRE	Vancomycin-Resistant Enterococcus ☐
VRSA	Vancomycin-Resistant Staphylococcus Aureus ☐
VSD	Ventricular Septal Defect ☐

Full term

- Abruptio placentae ☐
- Adhesion ☐
- Amenorrhea ☐
- Anaphylaxis ☐
- Atrophy ☐
- Cervical cancer ☐
- Coagulation ☐
- Dehydration ☐
- Dizziness ☐
- Ectopic pregnancy ☐
- Endometrial hyperplasia ☐
- extravasation ☐
- Hematoma ☐
- hemolysis ☐
- Irrigation & Aspiration ☐
- Metabolic acidosis ☐
- Respiratory acidosis ☐
- Rubeola ☐
- Sepsis ☐
- Swelling ☐